AF385073

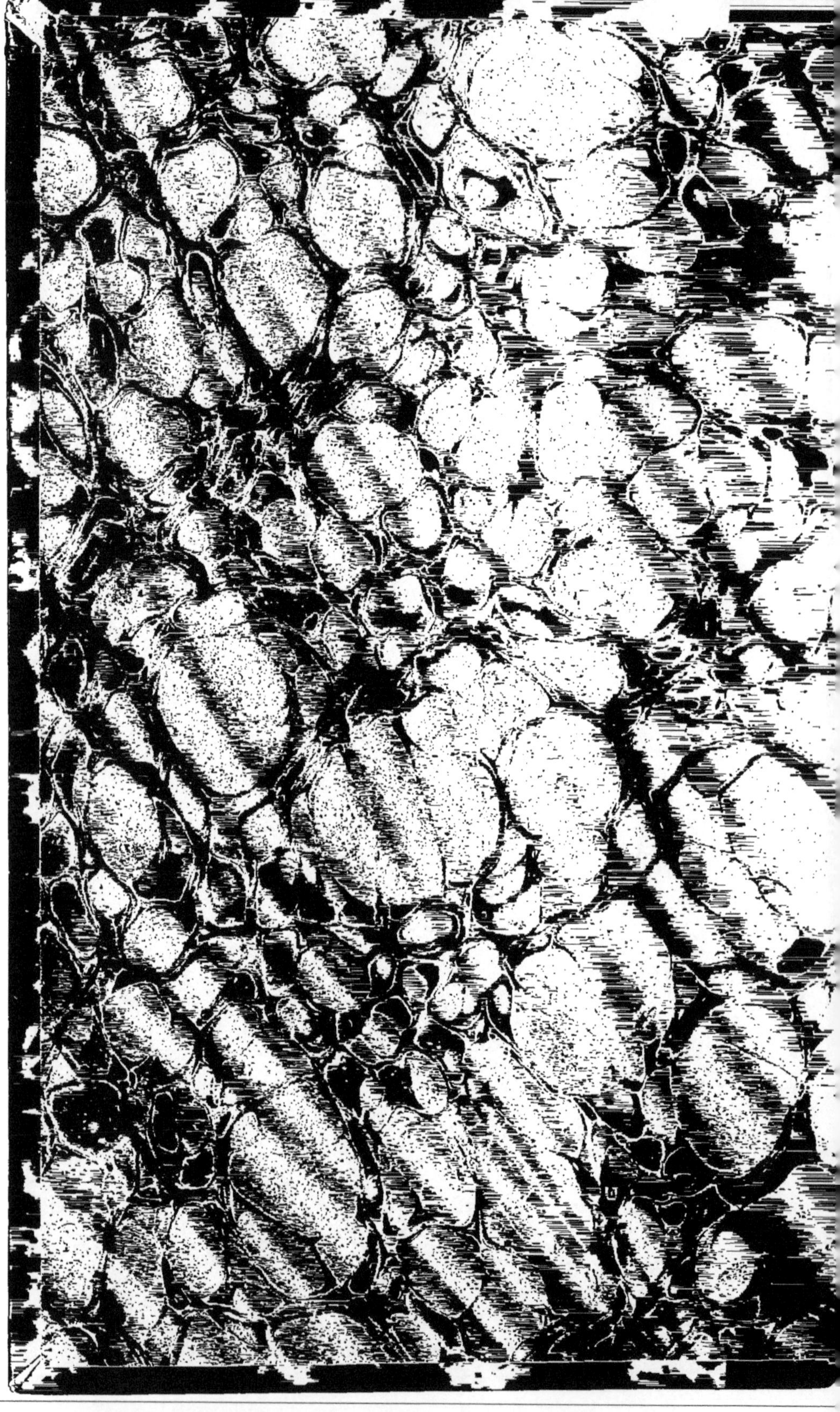

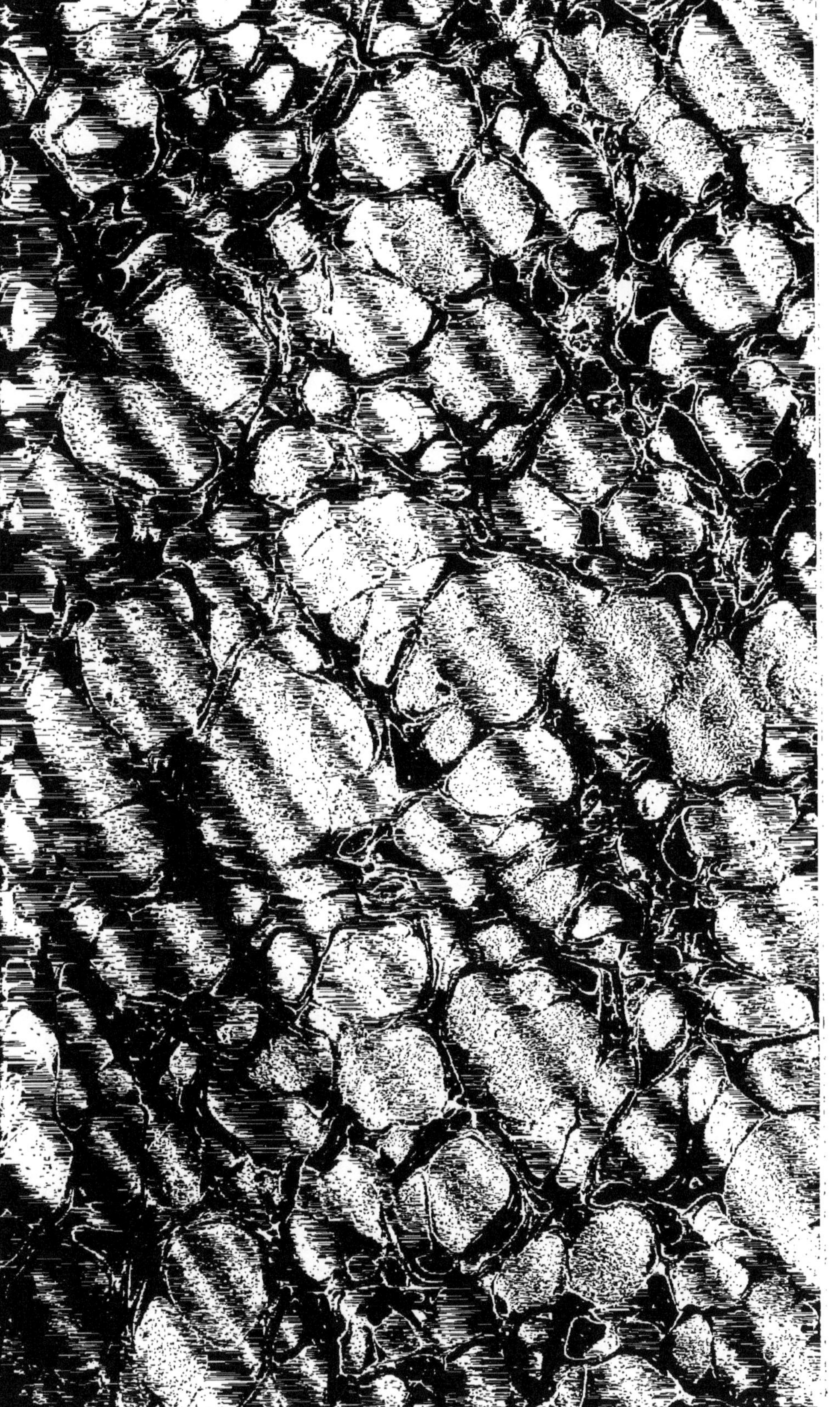

PRÉCIS

DE LA NOUVELLE DOCTRINE MÉDICALE ITALIENNE.

ERRATA.

Page ix, *ligne* 4, *au lieu de* veut, *lisez* peut.
— xij , *ligne* 2, *au lieu de* opposés, *lisez* exposés.
— 88, *ligne* 5, *au lieu de* donner, *lisez* devoir donner.
— 112, *ligne* 9, *au lieu de* cette, *lisez* à cette.

DE L'IMPRIMERIE D'A. BERAUD,
rue du Foin Saint-Jacques, n°. 9.

PRÉCIS

DE LA NOUVELLE DOCTRINE MÉDICALE ITALIENNE,

ou

INTRODUCTION

AUX LEÇONS DE CLINIQUE INTERNE DE L'UNIVER-
SITÉ DE BOLOGNE POUR L'ANNÉE SCOLAIRE
1816—1817 ;

SUIVI DU

TABLEAU

DES RÉSULTATS OBTENUS DANS LA CLINIQUE INTERNE
DE BOLOGNE, DANS L'ESPACE DE TROIS ANNÉES
ÉCOLAIRES ;

Par J. TOMMASINI,

PROFESSEUR DE CLINIQUE DANS LA MÊME UNIVERSITÉ ;

Traduit de l'italien,

Avec une Préface et des Notes,

Par P.-L. VANDER LINDEN,

DOCTEUR EN MÉDECINE DE L'UNIVERSITÉ DE BOLOGNE.

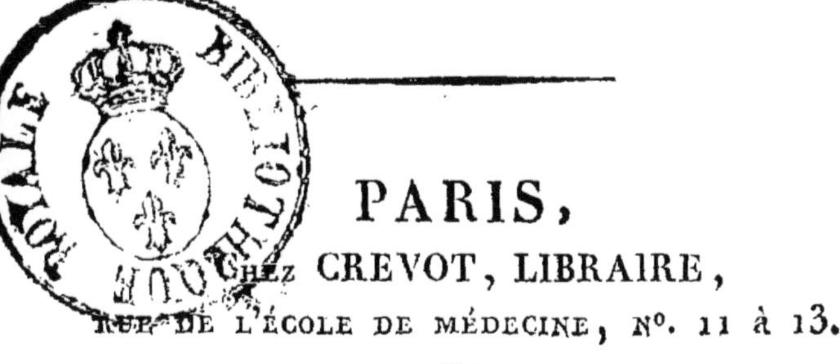

PARIS,

CHEZ CREVOT, LIBRAIRE,
RUE DE L'ÉCOLE DE MÉDECINE, N°. 11 à 13.

1822.

PRÉFACE

DU TRADUCTEUR.

—

La nouvelle Doctrine médicale qui s'est
élevée en Italie sur les débris de celle de
Brown, et qui est le fruit des observations
et des travaux de plusieurs illustres médecins
de ce pays, mérite, sans aucun doute, d'être
connue et étudiée par tout médecin qui s'intéresse vraiment aux progrès de l'art de guérir.
Cette Doctrine n'est connue en France que
très-imparfaitement, comme j'ai dû m'en convaincre par la lecture des écrits, même très-
récens, des médecins français qui en ont fait
mention. C'est ce qui m'a engagé à entre-

prendre la traduction d'un ouvrage qui est le seul, jusqu'ici, où les fondemens de cette Doctrine aient été exposés dans leur ensemble. Dans cet ouvrage, qui servit d'introduction à son Cours de clinique de 1816, M. Tommasini a fait l'exposition succincte des maximes fondamentales, à l'ensemble desquelles il a donné le nom de *Nouvelle Doctrine Médicale Italienne*. Sa publication (en 1817) souleva beaucoup de critiques; mais malgré leurs clameurs, on le réimprima bientôt dans les principales villes d'Italie, et la nouvelle Doctrine se propagea plus rapidement qu'auparavant. Il serait trop long de faire connaître ici toutes les discussions que cet ouvrage a fait naître en Italie; je ne ferai que jeter un coup-d'œil rapide sur ce qu'on a écrit en France au sujet de la Doctrine Italienne, pour relever les erreurs qu'on a commises dans l'exposition qu'on en a faite jusqu'ici.

M. Fournier a donné une analyse de cet ouvrage dans le *Journal universel des Sciences*

médicales (cahier de janvier 1818), et M. Broussais en a tiré presque tout ce qu'il dit de la Doctrine italienne dans son Examen de 1821. Mais ces auteurs se sont attachés davantage à combattre cette Doctrine, qu'à en exposer les principes avec exactitude. En voici des preuves. M. Fournier fait dire à M. Tommasini ; « que l'on peut, en répétant fréquem-
» ment l'emploi des substances contre-stimu-
» lantes, produire les maladies qui ne sont plus
» susceptibles d'être guéries par l'intervention
» des stimulans. » Dans le passage que M. Fournier traduit ainsi, l'auteur dit au contraire,
« que les substances contre-stimulantes, ap-
» pliquées sans nécessité ou au-delà du besoin,
» produisent des maladies qu'on ne peut
» vaincre que par l'augmentation des stimu-
» lans. » M. Fournier dit, à la page 87, que les Italiens placent parmi les stimulans, le savon, l'antimoine, le mercure, les eaux salines-martiales, les bains tièdes, les vermifuges ; tandis que l'auteur a placé tous ces agens parmi les

contre-stimulans. Il est fort inexact de dire, comme le fait M. Fournier, que M. Tommasini regarde la douleur comme l'effet d'un contre-stimulant : le professeur regarde la douleur comme un symptôme qui peut avoir des causes différentes et même opposées; mais il croit qu'elle consiste, pour ce qu'elle est en elle-même, dans un état de contre-stimulus, et produit sur l'économie animale les mêmes effets que les contre-stimulans. L'auteur de l'analyse se trompe de même lorsqu'il avance que les maladies irritatives de l'Ecole italienne sont celles qu'elle nomme *sthéniques*, et qu'on traite ces deux classes de maladies de la même manière avec les contre-stimulans. Il suffit de lire le §. 10 de cet ouvrage, pour se convaincre du contraire*.

---

* Dans le *Journal de la Nouvelle Doctrine médicale Italienne*, on a répondu aux principales objections de M. Fournier. Voyez *Giornale della nuova Dottrina Médica Italiana*. Vol. I, pag. 15c. (1819.)

Le docteur Broussais n'a de même pas donné une idée exacte de la Doctrine italienne, dans le chapitre V de son Examen de 1821, intitulé *Brownisme d'Italie*. D'abord cette dénomination ne peut aucunement convenir à la Doctrine italienne, puisque les maximes qui la constituent sont pour la plupart entièrement en opposition avec les dogmes de Brown. M. Broussais dit à la page 155, que M. Tommasini fait préexister à l'affection locale une diathèse générale de stimulus dans les phlegmasies. Ce n'est point là l'opinion de M. Tommasini, comme on peut s'en convaincre en lisant la note 53 de cet ouvrage même, où il en professe une tout-à-fait différente; et si on veut se donner la peine de lire le *Traité de la Fièvre jaune*, publié en 1805 par ce même professeur, on verra que, dans la quatrième partie de cet ouvrage, il a prouvé, contre les principes de Brown, que beaucoup de maladies générales dépendent de la propagation d'une excitation morbide locale. Bondioli, dit le même auteur à la p. 156, déclare que les phénomènes de l'irritation sont de *provenance pure* et de nature locale. On a mis en italique l'expression de *provenance pure*, sans doute pour en faire remarquer la singularité; et en effet, elle est fort singulière, et de plus elle ne présente à l'esprit aucun sens raisonnable. Je ne sais où M. Broussais l'a trouvée; mais il est certain que Bondioli n'a jamais dit cela, et M. Tommasini ne le lui a jamais fait dire. Mais il dit au §. xi de cet ouvrage, que *Bondioli déclara aussi que les phénomènes de l'irritation sont d'origine et de nature locale* *. C'est à tort aussi, comme M. Fodérà l'a remarqué avant moi, qu'en énumérant quelques contre-stimulans, il y place l'opium, que l'école italienne regarde comme un des stimu-

---

* Le texte porte : *di provenienza pure e di natura locali*. Peut-être M. Broussais a-t-il eu en main une édition incorrecte où l'on a imprimé *pura* au lieu de *pure* ?

lans les plus énergiques. Ces citations suffisent, sans doute, pour prouver mon assertion ; c'est pourquoi je ne m'y arrêterai pas davantage.

On trouve encore dans quelques ouvrages et dans les journaux, des notions sur la nouvelle Doctrine, mais toutes plus ou moins inexactes. Il serait trop long d'examiner tout cela ; néanmoins, il faut dire quelque chose relativement à la classification des maladies de M. Tommasini, que M. Bousquet vient d'exposer dans le cahier de mars de la *Revue Médicale*. Cette classification n'a pas encore été publiée par l'auteur, mais il l'a exposée chaque année dans son cours, et elle a été recueillie par les élèves : ce ne peut être que d'après les cahiers de quelqu'un d'entre eux que M. Bousquet a rédigé l'article qu'il vient de publier. M. Tommasini fait précéder cette classification de l'exposition de ses idées de Pathologie générale qui lui servent de base, et qu'il est indispensable de bien connaître pour son intelligence. Comme ces développemens manquent ici, il est difficile, pour ne pas dire impossible, de comprendre la véritable valeur de cette classification ; et c'est parce qu'il n'en a pas bien saisi l'esprit, que M. Bousquet l'a présentée sous un aspect entièrement faux. Il semble, d'après ce qu'il dit, que M. Tommasini prend les symptômes pour des maladies, qu'il croit que la force et la faiblesse puissent constituer la même maladie, etc. Rien n'est cependant plus éloigné des idées du professeur de Bologne ; car dans son *Tableau des matières à traiter dans un cours de médecine pratique, selon les principes de la nouvelle Doctrine*, il n'a voulu, en énumérant les maladies des auteurs, que les rapporter aux différences essentielles de l'état morbide dont elles dépendent. Ce tableau fait voir que les nosologistes, en prenant les caractères de leurs maladies dans les apparences, ont séparé ce qui devait être rapproché, et au contraire réuni souvent sous une même dénomination des maladies dont la nature est essentiellement différente. Ainsi,

quoique Tommasini ait fait une section de
maladies diathésiques, qui peuvent dériver
tantôt de l'une, tantôt de l'autre diathèse; on
ne veut point en conclure que ce professeur
croit que *deux modifications aussi différentes
que la force et la faiblesse puissent constituer
la même maladie.* Tommasini place dans cette
section toutes les formes morbides qui, sous
des apparences qui nous paraissent identiques,
peuvent dépendre quelquefois de l'excès et
quelquefois de la diminution du stimulus ou
de l'action vitale; mais il ne croit pas pour
cela que la paralysie, qui dépend d'excès de
stimulus, soit la même maladie que celle qui
dépend de défaut de stimulus; il les regarde
au contraire comme deux maladies essentiellement différentes, quoique se manifestant par
des symptômes identiques, ou qui nous semblent identiques. La paralysie n'est pour lui
qu'un symptôme: mais c'est l'excès ou la diminution de l'action vitale qu'il regarde dans ces
cas comme la maladie essentielle; et c'est cet

excès ou défaut de stimulus qui fournit l'indication curative, et qu'il faut combattre par les moyens thérapeutiques.

Je ne m'arrête point à examiner ici toutes les réflexions dont M. Bousquet a accompagné l'exposition de la classification de Tommasini; cela m'entraînerait nécessairement dans des détails qui allongeraient trop cette Préface, dans laquelle je n'ai d'ailleurs d'autre but que de démontrer l'inexactitude avec laquelle on a jusqu'ici exposé, en France, les principes de la nouvelle Doctrine italienne.

La traduction de l'ouvrage de M. Tommasini *sur l'Inflammation*, qu'on a publiée il y a quelques mois, aurait pu faire mieux connaître une partie essentielle de la nouvelle Doctrine; mais elle est si incorrecte et renferme même de tels contre-sens, que les pensées de l'auteur s'y trouvent souvent entièrement dénaturées. Il est impossible, en la lisant, de se former des idées claires et précises des principes de l'auteur : souvent on ne peut qu'en concevoir d'entièrement fausses, et je ne trouve point exagérée l'expression du rédacteur du Journal complémentaire du *Dictionnaire des Sciences médicales*, lorsqu'il dit « que le traducteur semble avoir épuisé tous ses efforts pour rendre l'auteur inintelligible. »

J'ai cru nécessaire d'ajouter quelques notes à celles de l'auteur, qui sont déjà fort nombreuses, et qui forment une espèce de commentaire de son précis. Celles-ci se trouvent à la suite de l'ouvrage, et sont indiquées par des chiffres arabes; les miennes se trouvent au bas des pages, et sont designées par des astérisques.

J'ai aussi cru faire une chose utile en joignant à cette traduction celle du *Tableau des résultats obtenus dans la clinique de Bologne dans l'espace de trois années scolaires,* publié en 1820 par le même auteur. C'est un discours prononcé par M. Tommasini à l'ouverture de son cours de 1819 — 1820, et qui est pour ainsi dire un complément de son Précis, puisqu'il présente

les résultats de l'application pratique des principes qui y sont opposés.

Dans la traduction que je présente au public,
je me suis attaché avec le plus grand soin à rendre
les expressions de l'auteur avec la plus scru-
puleuse exactitude. Ce qui est très-important
dans toute traduction, mais surtout lorsqu'il
s'agit d'une nouvelle Doctrine. Comme j'ai entendu développer celle qui est exposée dans
cet ouvrage par l'auteur même, dont je suis
élève, et que j'en ai vu faire par lui-même l'application à la pratique, pendant un séjour
assez long que j'ai fait à Bologne, pour y faire
mes études médicales, j'ose espérer d'avoir atteint ce but, auquel je n'aurais, à ce que je
crois, pu parvenir que difficilement, si je n'avais
eu cet avantage.

A SES ILLUSTRES COLLÈGUES,

PROFESSEURS DE LA FACULTÉ DE MÉDECINE

DE L'UNIVERSITÉ DE BOLOGNE,

L'AUTEUR.

J'ai écrit ce discours dans le mois de novembre passé, dans la seule intention de le faire servir d'introduction à mes leçons pratiques de cette année, et j'ai cru convenable d'y joindre un grand nombre de notes, afin de présenter aux jeunes élèves les principaux élémens de la manière actuelle de raisonner en médecine dans leurs plus importantes relations avec les faits. En rassemblant ainsi, dans un cadre resserré, toutes les maximes qui ou forment déjà une nouvelle Doctrine, ou sont les matériaux préparés pour la construire, il m'a paru que ce Discours pourrait non-seulement être utile à mes élèves, mais offrir aussi aux étrangers un aperçu sur l'état actuel de la médecine en Italie, dont ils semblent n'avoir aucune connaissance. Quoique ce Discours contienne beaucoup de choses déjà connues chez nous de tous les médecins instruits, cela ne m'a pas retenu de le publier; car j'ai cru qu'il pouvait être convenable de les réunir dans

un abrégé, surtout pour l'utilité des jeunes élèves,
pour lesquels j'ai particulièrement entrepris ce travail.
Mais ce qui m'engagea surtout à le publier, c'est que
vous, illustres Collègues, qui m'avez, pour la plupart,
honoré de votre présence lorsque je l'ai prononcé,
c'est que vous-mêmes vous avez ouvertement déclaré
qu'il correspondait au but que je me suis proposé:
c'est donc d'après votre approbation unanime et
spontanée que je le public ; et si je le fais paraître
orné de votre nom, c'est que je ne pouvais plus différer de vous donner un témoignage public de la
reconnaissance que je vous dois pour l'aimable accueil
que j'ai reçu de vous, et pour l'amitié spontanée et
sincère dont vous m'honorez.

PRÉCIS

DE LA NOUVELLE DOCTRINE MÉDICALE ITALIENNE.

---

§. I. AFIN de guider utilement vos premiers pas dans la carrière difficile de la pratique médicale, il m'a paru, chers élèves, qu'avant d'entrer dans aucune recherche particulière sur le diagnostic et sur le traitement des maladies, il était nécessaire de vous présenter un tableau des inductions et des vérités générales qui sont le fruit de l'observation de tous les temps, qui, sous des expressions différentes, constituèrent toujours les fondemens les plus fermes de l'art (1). Vous avez, je l'espère, retiré quelque fruit de mes leçons sur la diathèse (2), que je vous ai développées durant l'année scolaire précédente ; et ces leçons furent d'ailleurs conformes à mes obligations, et remplirent le but de l'enseignement clinique. Ma manière de voir en médecine devint ainsi peu à peu la vôtre, ainsi que mon langage et ma méthode ; vous pûtes me suivre avec facilité, quelquefois même me prévenir dans les applications les plus importantes des principes qu'une longue observation m'avait fait admettre depuis plusieurs années. Il est temps enfin d'accomplir l'ouvrage que j'ai commencé ; et puisque je vous crois déjà en état de vous livrer aux plus profondes discussions, rien dorénavant ne peut plus s'opposer à l'exécution de l'entreprise que je me suis proposée. Il s'agit d'exposer dans sa plus grande simplicité, et sous l'aspect qui regarde plus particulièrement la pratique de l'art, l'ensemble important des vérités et des questions dont les médecins s'occupent le plus aujourd'hui, et qui influent davantage sur la diversité de leur conduite et de leurs opinions. Il s'agit de fixer votre attention principalement sur ces points de doctrine et de pratique, qui distinguent la médecine d'aujourd'hui de celle des époques précédentes, ou qui, au moins en Italie, inspirent aux praticiens les plus distingués une méthode de traitement différente de l'ordinaire ; et il me paraît bien juste que les plus avancés d'entre vous, avant de quitter cette université célèbre, connaissent à fond l'esprit d'une doctrine, qui forme aujourd'hui partout le sujet des plus vives disputes ; il est juste qu'ils comprennent l'importance et la raison pratique des maximes, que la censure des ignorans, ou la force de l'opinion, ou les habitudes contraires, rendent souvent suspectes aux yeux de la multitude (3).

§. II. La nouvelle doctrine médicale (car on peut bien appeler *nouvelle* la réunion des idées pathologiques et des vues pratiques, qui se propagent

tous les jours de plus en plus); la nouvelle doctrine, dis-je, fixe une époque à part dans l'histoire de la médecine, et y occupera sans doute
une place séparée. Cette doctrine, fille du soli-
disme et du brownisme, est d'ailleurs plus simple
que celles qui naquirent du génie d'Hoffmann,
de Baglivi et de Cullen; en effet, elle fait abs-
traction de plusieurs suppositions et de certaines
questions stériles qui, pendant long-temps, exci-
tèrent de vives disputes entre les disciples de ces
grands hommes, et qui, en les entraînant dans
la recherche de causes obscures, les détournèrent
de l'étude plus tranquille des effets, et de cette
simple induction qui, seule, peut être le fondement de l'art médical. La nouvelle doctrine est
aussi plus capable que celle de Brown d'inspirer
confiance au lit des malades, parce qu'elle suit
plus que celle-ci les méthodes curatives anciennes
et plus généralement adoptées ; parce qu'elle
n'admet aucune supposition abstraite; et enfin
parce que, formée dans les hôpitaux, plus sans
doute que dans les cabinets, elle rejette même plusieurs erreurs évidemment funestes, que l'orgueil
de la théorie soutenait contre les observations les
plus vulgaires. Je suis bien loin cependant de nier
que les principes les plus généraux de la doctrine
de Brown fussent eux-mêmes déduits des faits,
tels que les premières idées de la vie, et la

première et très-simple division des maladies (4).
Mais ces principes, précisément parce qu'ils sont
certains, ont été transportés dans la doctrine actuelle, qui y est tellement attachée, que je la
déclarai pour cette raison fille de celle de Brown,
et que je la regarde comme telle. C'est pour la
même raison que je crois pouvoir soutenir que
cette doctrine n'a point à redouter les vicissitudes
auxquelles furent sujettes les précédentes ; car, en
s'appropriant tout ce qu'il y a de certain et de
démontré dans celles-ci, elle conserve précisément tous les principes, qui, n'étant que l'expression des faits mêmes, devaient nécessairement
résister à la diversité du langage, et à toutes les
tentatives d'innovation. La nouvelle doctrine,
en un mot, est riche des observations tant anciennes que modernes ; elle se maintient victo-
rieuse sur certaines pratiques anciennes dont le
succès a justifié l'usage, et même sur certains
prodiges de l'empirisme, sur lesquels les Brownistes étaient pour ainsi dire forcés de tirer un
voile, de crainte d'exposer leurs principes à de
trop sérieuses conséquences (5).

§. III. Dans les leçons qui, selon mon plan,
doivent précéder, cette année, les traités particuliers des maladies, vous trouverez exposés successivement les fondemens pratiques de la doctrine dont je parle, et des principales maximes

dont elle est composée. En attendant, je veux vous indiquer aujourd'hui en quoi rigoureusement elle consiste, et vous faire voir que, considérée sous des rapports de jour en jour plus étendus, elle triomphe en effet des obstacles qu'on lui opposa d'abord, ou qu'on tente de temps en temps de lui opposer. Je veux vous faire connaître, comment, chemin faisant, cette doctrine gagne des partisans, et vous prouver que dorénavant elle est suivie, ouvertement ou en secret, par ceux mêmes qui lui étaient contraires; soit que la lecture des ouvrages qui tendent à l'établir les ait convaincus, soit que la force de la vérité les ait insensiblement conduits à la nouvelle méthode curative. Il m'intéresse sur tout d'établir quelle est la nation à laquelle appartient la gloire de ce nouveau système de connaissances médicales; car c'est une bien douce satisfaction pour quiconque sent l'amour de la patrie, de voir qu'un art utile comme le nôtre, lui soit redevable d'inventions importantes, d'un langage plus simple et plus exact, et de progrès non équivoques.

§. IV. La *doctrine médicale*, que j'appelle *nouvelle*, tire principalement son origine de la chute de deux idoles du brownisme, qui furent universellement vénérés jusqu'à la dernière année du siècle passé; savoir : 1°. L'identité d'action de toutes les puissances positivement appliquées à la fibre vivante, qui, selon les préceptes de Brown, étaient toutes plus ou moins stimulantes. 2°. La faiblesse ou la diminution d'excitement par excès de stimulus, appelée *faiblesse indirecte* par le réformateur écossais, considérée comme cause du plus grand nombre de maladies. La découverte du contre-stimulus renversa le premier de ces deux soutiens de la doctrine de Brown ; et ce fut en démontrant la très-grande prépondérance des maladies d'excès de stimulus sur celles de défaut, qu'on fit crouler le second. Ce qui contribua puissamment à la destruction de ces deux idoles et à l'établissement des nouveaux principes : ce fut, si je ne me trompe, de prouver que l'inflammation est toujours sthénique, ou pour m'exprimer dans un meilleur langage, qu'elle consiste toujours en excès de stimulus, et qu'elle est créatrice de stimulus excédant. Ce qui est directement opposé aux principes de Brown qui, non-seulement admettait la phlogose asthénique ou de défaut de stimulus, mais faisait dériver ou de défaut de stimulus ou de faiblesse indirecte un grand nombre d'inflammations, et principalement les chroniques et les obscures (6). On confirma encore davantage la prépondérance des maladies de stimulus sur les opposées, en démontrant que le plus grand nombre des maladies et des fièvres dérive de quelque inflammation, aigüe ou chronique, apparente ou cachée, mais toujours semblable à elle-même et toujours de même nature. Les recherches qu'on a faites relativement à certains moyens secrets dont les faits prouvent continuellement l'existence, et à l'aide desquels la nature ou l'organisme vivant trouve quelquefois la source d'un stimulus excessif dans l'état de contre-stimulus lui-même, et crée des processus phlogistiques même au milieu de la dépression vitale la plus prononcée ; ces recherches, dis-je, pourront peut-être servir, d'un côté, à rendre raison de certaines alternatives, qui ont mérité d'attirer l'attention de profonds écrivains tant anciens que modernes ; et de l'autre côté, elles confirmeront la prépondérance déjà indiquée de la diathèse de stimulus excessif sur l'opposée. Une étude plus profonde de ce que la douleur est en elle-même, en démontrant qu'un état de contre-stimulus plus ou moins fort, plus ou moins passager, est inséparable de la douleur même, pourra peut-être fournir l'explication de beaucoup de phénomènes et de contradictions qui se présentent dans le cours des maladies. Enfin quelques idées plus exactes sur la diathèse ou sur ce que l'on est convenu d'appeler diathèse (7), mieux appliquées aux faits ou déduites avec plus d'impartialité des faits mêmes, contribueront peut-être aussi à la réforme moderne. En attendant, l'importante distinction qu'on fit des maladies d'excès ou de défaut de stimulus, d'avec celles qui proviennent d'un simple désordre de parties ou d'irritation, influa considérablement à perfectionner la nouvelle doctrine médicale; et la *théorie de l'irritation*, réduite à sa véritable valeur, contribuera sans doute, autant que les autres principes, au perfectionnement de la nouvelle philosophie médicale.

§. V. Quoique la doctrine du contre-stimulus n'ait pas encore été exposée dans son ensemble par son célèbre inventeur Jean Rasori, et que par conséquent elle ne soit pas encore connue dans tous ses rapports; cependant il l'a si clairement indiquée, il en a dans divers écrits si bien dévoilé l'esprit, et en a si long-temps fait l'application à la thérapeutique dans les hôpitaux publics et en présence d'élèves distingués, que nous pouvons regarder comme connus au moins ses fondemens pratiques : et c'est précisément ce qui nous importe davantage. Voici, en peu de mots, les faits qu'il faut rapporter à l'idée et à la doctrine du contre-stimulus, prise dans le sens le plus restreint de la parole : 1°. Que plusieurs substances exercent sur la fibre vivante une action diamétralement opposée à l'action stimulante, et produisent sur l'excitement des effets immédiats que Brown n'attribuait qu'à l'action de puissances négatives et à la diminution des stimulans. 2°. Que ces substan-

(9)

ces, pour cela même appelées avec raison *contre-stimulantes*, détruisent les effets du stimulus excédant, même sans produire d'évacuations ; et que si on les applique sans nécessité ou au-delà du besoin, elles produisent des maladies, qu'on ne peut vaincre que par l'augmentation des stimulans. 3°. Que les contre-stimulans offrent ainsi, de même que la saignée et les purgatifs, un moyen de guérison pour tout état ou phénomène morbide qui provient d'excès, ou de diathèse de stimulus ; et que réciproquement les stimulans sont le remède de l'état de contre-stimulus. 4°. Que la fibre peut supporter une dose de substances contre-stimulantes ou stimulantes d'autant plus grande, que la diathèse de stimulus ou de contre-stimulus est plus forte. 5°. Enfin que cette *tolérance* * nous offre, beaucoup mieux que les symptômes, la mesure de la diathèse. Tel est le sens dans lequel cette

---

* La parole *tolleranza* est consacrée dans le langage de la doctrine italienne, pour exprimer la faculté qu'a l'organisme, de supporter impunément une dose plus ou moins forte de médicamens, proportionnée au degré de la maladie. Si, par exemple, dans une péripneumonie aiguë, un malade supporte vingt ou trente grains de tartre stibié, sans éprouver de vomissement, on dit qu'il *tolère* cette dose. S'il vomit en prenant une dose quelconque de ce médicament, on dit qu'il ne la *tolère* pas. Je traduis littéralement ces expressions pour éviter les périphrases.

doctrine est déjà connue depuis quelques années, embrassée par plusieurs médecins, et mieux accueillie de jour en jour : et c'est dans ce même sens qu'un grand nombre de médecins l'appliquent plus ou moins exactement à la distinction des puissances nuisibles et des maladies, à la classification des remèdes et à la thérapeutique; et sous cet aspect, je la crois toujours semblable à elle-même, et conforme aux premières idées de son illustre inventeur. Car, soit que l'esprit de la doctrine du contre-stimulus soit entièrement contenu dans ce que nous en avons exposé, soit que cela n'en fasse qu'une partie, il sera toujours vrai qu'en cette partie au moins les partisans sont d'accord avec l'inventeur; et en effet, ils placent avec lui sur le même rang, en leur attribuant une action analogue, l'aconit, par exemple, la digitale, le tartre stibié, etc., et les purgatifs, le froid et la saignée; et ils traitent, avec l'antimoine, l'aconit, la digitale, cet état morbide que Brown traitait uniquement avec la saignée, les purgatifs et le froid (8). *

---

* La théorie du contre-stimulus est ce qui éloigne le plus la doctrine italienne de celle du docteur Broussais. Car, quoique celui-ci ait dit, en examinant la doctrine de Brown, qu'on ne peut qu'admettre le principe de Rasori, et qu'il est hors de doute qu'une foule d'agens diminuent

§. VI. Mais la découverte du contre-stimulus ne suffisait pas elle seule pour détruire les maximes

---

l'intensité des propriétés vitales dans le corps animé : cependant, en lisant le reste de son ouvrage, on s'aperçoit qu'il retient encore le principe de Brown, que tout stimule plus ou moins, à un petit nombre d'exceptions près, exceptions qui sont encore conditionnelles. En examinant la nouvelle doctrine italienne, il déclare qu'il n'existe point de contre-stimulans absolus, que la plupart des contre-stimulans sont de violens stimulans, même ceux dont l'action a été le mieux démontrée en Italie ; et comme il ne peut pas nier les bons effets qu'on en a retirés dans les phlegmasies, il les explique par la révulsion. Mais tout ce que dit M. Broussais ne détruit pas les faits nombreux et incontestables que les Italiens portent à l'appui de leur théorie. Si l'émétique, par exemple, est stimulant, comme le veut M. Broussais, pourquoi son emploi n'est-il pas avantageux et utile dans les cas où les stimulans les plus certains le sont, l'opium, par exemple, le vin, les liqueurs spiritueuses, etc.? Et pourquoi est-il, au contraire, avantageux de l'administrer dans les cas où ces derniers sont évidemment nuisibles ? Peut-on expliquer par la révulsion les guérisons nombreuses de typhus et de péripneumonies, opérées par Rasori, et, après lui, par une foule d'autres médecins italiens, au moyen de l'émétique à haute dose, souvent sans tirer une once de sang, et sans que le médicament ait produit aucune évacuation, ou au moins aucune évacuation proportionnée aux avantages qu'on en obtenait ? Peut-on expliquer par la révulsion la grande utilité que pernicieuses, dérivées de quelques-uns des préceptes de Brown. On pouvait admettre qu'on peut guérir

le docteur Vasani a retirée dans l'ophthalmie contagieuse d'Ancône, des lotions faites avec une solution étendue de tartre émétique? Si l'émétique est stimulant, comment se fait-il que les malades en supportent sans aucune évacuation des doses d'autant plus fortes, que la phlegmasie est plus violente, et qu'un grain d'émétique suffise dans le déclin de la maladie pour produire le vomissement, tandis qu'à son plus haut degré, le malade en supportait vingt-quatre à trente grains par jour sans vomir, et souvent même sans éprouver de nausée?

Je pense donc qu'avant de rejeter la théorie des Italiens, il faut examiner plus à fond les faits qu'ils portent à son appui, et qui ont été constatés par une foule d'observations. Pour prouver que leurs contre-stimulans sont au contraire des stimulans, il faudrait démontrer 1°. qu'ils agissent de concert avec les stimulans les plus connus, tels que le vin, l'opium, l'alcool, etc., et renforcent leur action loin de l'affaiblir ; 2°. qu'ils agissent en sens opposé à la saignée et aux débilitans non équivoques, et que loin d'augmenter leur action ils ne font au contraire que l'affaiblir ; en un mot, qu'ils sont toujours nuisibles dans les maladies d'excès de stimulus, et utiles dans celles de contre-stimulus ; et qu'ils sont capables, lorsqu'on les applique sans nécessité ou au-delà du besoin, de produire des maladies qu'on guérit par la saignée et les débilitans. Mais il faudrait bien distinguer les cas où ces substances exercent une action locale mécanique et chimique, de ceux où ils agissent directement sur l'action vitale des organes :

avec la digitale et le tartre stibié, les maladies qui dépendent d'excès de stimulus ; mais on pouvait en même temps soutenir avec Brown, que, dans un très-grand nombre de cas, l'excès des stimulans arrivé à un certain point jette la fibre dans une faiblesse, indirecte il est vrai, mais qui consiste cependant dans un état qui exige l'emploi des stimulans ; telle, en un mot, qu'il faut la traiter avec le vin et l'éther. C'était là en effet une des maximes principales de la pathologie et de la pratique de Brown. Car il plaçait parmi les maladies asthéniques (ou, comme nous les appelons, de défaut de stimulus *) non-seulement celles qui dépendent

---

sans cela on attribuerait à l'action dynamique ce qui n'est qu'un effet de l'action mécanique ou chimique. Ainsi, de ce que l'acide sulfurique concentré produit une inflammation dans la membrane muqueuse de l'estomac, on aurait tort de conclure que son action dynamique est stimulante ; car cette inflammation est un effet de la désorganisation du tissu vivant, et se forme au moyen d'une réaction vitale dont le mécanisme n'est pas bien connu ; et cela est si vrai, que si vous détruisez l'action chimique de cet acide en l'étendant d'eau, son action dynamique se manifeste, et il devient un excellent antiphlogistique très-avantageusement employé même dans l'inflammation de l'estomac.

* Dans le langage de la nouvelle doctrine, la parole *stimulus* s'emploie souvent comme synonyme d'*action vitale* ; et l'on appelle *maladies d'excès de stimulus* celles

de défaut réel ou de diminution de substances stimulantes, mais encore un nombre très-considé-
rable d'autres, qu'il attribuait à l'excès extrême des
stimulans, c'est-à-dire, à l'épuisement des forces
ou à la faiblesse indirecte. Il étendit ainsi le do-
maine de la diathèse asthénique, et la nécessité du
traitement stimulant. En effet, il réduisait à un
très-petit nombre les maladies qui dépendent de
stimulus excédant, et qui sont curables avec la méthode débilitante : mais ce *besoin de stimulans
par la suite d'abus de stimulans*, c'est-à-dire,

---

où l'action vitale est augmentée; et *maladies de défaut
de stimulus*, celles où elle est diminuée : on nomme encore
les premières simplement *maladies de stimulus*, et les
secondes par opposition *maladies de contre-stimulus*. Ces
expressions sont plus exactes que celles de Brown (*maladies sthéniques et asthéniques*), qui n'exprimaient que l'excès
ou le défaut des forces et non de l'action vitale, laquelle peut
être très-exaltée en même temps que les forces sont dans
le plus grand abattement, comme il arrive tous les jours
dans les phlegmasies aiguës, etc., dans lesquelles les malades sont faibles *physiologiquement*, d'après l'expression
de M. Tommasini, c'est-à-dire, que leurs fonctions s'exercent faiblement et imparfaitement; mais ils sont forts
pathologiquement si on considère l'énergie de l'action vitale
qui est certainement fort augmentée, particulièrement
dans les parties qui sont le siége de la maladie, et plus ou
moins dans les autres.

cette *faiblesse indirecte*, n'était point admissible dans l'étendue au moins voulue par Brown. C'était une erreur que de la considérer comme cause de toutes les maladies, que les Brownistes regardaient pour cette raison comme asthéniques : car en les déclarant telles et en les croyant curables par l'application de nouveaux stimulans, on s'opposait à l'observation si fréquente de maladies, que les médecins anciens et leurs partisans traitaient heureusement avec les purgatifs et les antiphlogistiques, en dépit des principes de Brown. L'inventeur du contre-stimulus combattit vigoureusement cette erreur; il prouva à l'évidence que l'usage des remèdes contre-stimulans dissipe beaucoup de maladies, que, selon Brown, on devrait traiter avec l'opium et le vin, et démontra ainsi que les maladies de stimulus excessif sont beaucoup plus nombreuses que les opposées. La découverte du contre-stimulus contribua à détruire cette maxime pernicieuse, et à mieux classifier les maladies : elle fit connaître que l'action de tant de remèdes, que les Brownistes croyaient stimulans, est conforme à celle de la saignée et du froid; et elle prouva ainsi par la loi des contraires, que les affections qu'on avait guéries, et qu'on guérit encore tous les jours avec ces remèdes, sont sthéniques ou de diathèse de stimulus.

§. VII. Quoique ces maximes fondamentales de

la nouvelle doctrine fussent déjà adoptées et appliquées à la thérapeutique par leur auteur et par quelques-uns de ses partisans, même dans quelques-uns des principaux hôpitaux de l'Italie, cependant, en général, les idées et la distinction d'inflammation sthénique et asthénique dominaient encore : et, quoique dans le traitement de la première on employait déjà sans crainte les contre-stimulans unis à la saignée ou même seuls, cependant dans les cas nombreux où on regardait l'inflammation comme asthénique, on la combattait avec force par des remèdes stimulans. Je ne veux pas vous démontrer ici, les faits à la main, combien coûta cher à l'humanité le règne de la faiblesse indirecte, *considérée comme cause du plus grand nombre des maladies*, ainsi que l'idée correspondante de l'inflammation asthénique ; je ne veux point vous rappeler les maux occasionés par l'emploi opiniâtre des stimulans dans les phlogoses des yeux, du poumon, du foie, du péritoine, ou des intestins, qu'on regardait comme asthéniques pour la seule raison qu'elles étaient de longue durée. Je me contente de vous assurer, comme je le déclarai déjà dans un autre ouvrage (9), que, dès les premières années de ma pratique, quand les principes de Brown étaient encore un objet sacré pour tout le monde, les effets sinistres de l'opium, de l'éther, du vin et des mixtures excitantes dans les inflammations qu'on prétendait asthéniques, et les mauvais effets de la méthode échauffante dans les fièvres appelées *nerveuses*, qu'à l'ouverture des cadavres on reconnaissait ensuite pour des encéphalites, m'avaient fait douter, sur ce point, de la solidité des principes de Brown. Ce furent les faits et non les raisonnemens qui m'en éloignèrent. D'un côté, les cures heureuses qu'obtenaient quelques vieux praticiens par le traitement évacuant et antiphlogistique (quelles que fussent d'ailleurs les idées humorales qui les dirigeaient) ; et d'un autre côté, les mauvais succès du traitement stimulant, m'engagèrent à faire une étude particulière de la *phlogose* et des maladies inflammatoires. Ce fut par suite de cette étude et des observations les plus étendues que je déclarai en 1805, que toute inflammation est de nature sthénique, ou, pour m'exprimer en un meilleur langage, qu'elle est toujours en elle-même un processus de stimulus excessif : je soutins qu'il ne fallait point la croire asthénique, par la raison qu'elle s'allume dans un sujet faible, ni la confondre avec les processus qui en sont les conséquences, puisque l'inflammation, tant qu'elle reste telle, conserve toujours sa nature primitive (10). Ce point de pratique est de la plus haute importance, et formera bientôt le sujet de dissertations spéciales, où j'examinerai aussi les objections élevées par quelques écrivains contre mon opinion (11). Ce fut encore l'étude de l'inflammation qui me fit attribuer à ce processus un grand nombre de maladies que l'on considérait généralement sans aucune relation avec le phlogose : ce processus n'est en effet pas toujours apparent au commencement de la maladie, mais demeure souvent obscur et caché jusqu'au moment où l'on en voit déjà les conséquences irréparables. La même étude de l'inflammation, appuyée par les faits et par l'ouverture des cadavres, me força encore à considérer la fièvre dans les phlegmasies, comme l'effet et non comme la cause du processus phlogistique auquel elle se trouve unie (12). En conséquence, je dus regarder comme cause de certaines fièvres, soit aiguës, soit chroniques, les inflammations qu'on trouve dans les cadavres des accouchées ou des tabides, ou de ceux qui ont succombé à la fièvre jaune et au typhus; inflammations qu'on regardait comme un effet de la fièvre et comme des maladies secondaires. Lorsque j'eus reconnu ainsi la provenance phlogistique du plus grand nombre des maladies, tant aiguës comme le typhus, la fièvre gastrique, la fièvre jaune, etc., que chroniques comme les fièvres lentes, les fièvres de consomption, les physconies, les affections vénériennes, les cutanées, les glandulaires, etc., et même plusieurs autres maladies considérées gé-

néralement comme de simples affections convulsives (13) ; lorsque j'eus démontré de plus que le
processus de la phlogose est toujours semblable à
lui-même, et consiste toujours en excès de stimulus : alors l'influence de la faiblesse indirecte
dans la production de telles maladies, disparut à
mes yeux et, à ce que je crois, aux yeux de plusieurs
autres encore (14) ; et l'on dut réduire à un nombre
bien moins considérable les maladies véritablement hyposthéniques ou, pour mieux dire, curables par le traitement stimulant (15).

Il existait encore une autre erreur brownienne,
ayant l'apparence de la vérité la plus pure :
c'était de faire dériver la nature de la diathèse ou
du *fond* des maladies, de la nature des causes qui
les avaient précédées. Rien en effet n'est plus raisonnable en apparence que de croire hypersthénique (dans l'ancien langage) ou de diathèse de
stimulus toute maladie occasionée par excès de
puissances stimulantes, et de regarder, au contraire, comme hyposthéniques ou de contre-stimulus, celles qui ont pour cause l'humidité, par
exemple, le froid, la terreur. Dans l'obscurité où
nous laissent les symptômes quand il s'agit de déterminer la diathèse des maladies, on aurait pu
tirer un grand secours d'une telle donnée, si elle
ne laissait aucun soupçon de diathèse de stimulus,
par exemple, lorsque les causes qui précédèrent la

*

maladie sont contre-stimulantes, et *vice-versâ*. Telle était en effet l'induction de Brown : et il la faisait de bonne foi. Comme dans le cours de la vie la plupart des hommes sont principalement exposés à l'action de puissances débilitantes, telles que les privations, la misère, l'humidité, le froid, plusieurs affections tristes, etc : ainsi, sans compter la source féconde de maladies asthéniques, que Brown trouvait dans la faiblesse indirecte, l'action directement débilitante de beaucoup de causes morbifiques justifiait encore la prépondérance des maladies asthéniques. Mais il fallait observer les faits avec plus d'impartialité; c'était sur les faits et non sur des principes peu fermes qu'il fallait fonder l'étiologie et la classification des maladies. Une des observations qui s'opposaient à cette théorie, et qui fit échouer les efforts des Brownnistes pour la soutenir, c'est le nombre infini d'inflammations, d'angines, par exemple, de rhumatismes, de pleurésies, d'encéphalites, de métrites, etc., qu'on voit succéder à l'action du froid ou de l'humidité; puisque, après un transissement plus ou moins long, il se développe une violente fièvre phlogistique, qu'on ne parvient à vaincre que par plusieurs saignées, sans qu'on puisse toujours l'attribuer à l'action postérieure ou intermédiaire de causes stimulantes. Si l'on guérit avec la rhubarbe, l'aloès et l'acétite de potasse, la

phlogose profonde du foie qui se développe lentement par l'influence d'affections d'âme déprimantes; si la réaction violente des artères, ou l'an-
giorte qui est souvent une conséquence de la terreur, menace de produire progressivement la désorganisation, quand on ne la calme pas par la
saignée; si l'ouverture des cadavres, et les avantages du traitement appelé *apéritif* par les anciens
praticiens, c'est-à-dire le traitement contre-stimulant, ont depuis long-temps démontré la nature
phlogistique de la péritonite des accouchées,
maladie que les Brownistes croyaient asthénique
à cause des longues souffrances et des pertes abondantes de sang qui la précèdent : si dans ces maladies et dans tant d'autres, produites, sans aucun
doute, par des puissances déprimantes, on trouva
cependant le traitement antiphlogistique tout-à-
fait nécessaire, et fort nuisible au contraire l'opium
et le vin, on est forcé d'avouer que l'action de
causes débilitantes peut elle - même occasioner
le développement d'affections hypersthéniques ou
de maladies de stimulus excédant. Il y avait long-
temps que j'avais sous les yeux tous ces faits,
déjà si convaincans par eux-mêmes ; et les ayant
examinés avec attention, il me parut résulter de
leur analyse qu'on ne peut pas toujours, avec
Brown, assurer avec certitude qu'une diathèse
est hyposthénique d'après la nature débilitante

des causes morbifiques; et je crus pouvoir conclure que, par quelque moyen que cela se fasse, il peut se développer un processus phlogistique, même au milieu de la dépression vitale la plus prononcée. Ce fut la réaction des anciens, considérée non pas comme médicatrice, mais comme créatrice d'un état morbide de nature opposée à celle des causes qui la précédèrent; et par conséquent ce furent les doctrines de Gaubius et de Cullen, qui me servirent de flambeau au moins pour voir et pour examiner cette espèce de faits: et la lecture des ouvrages de Giannini, de Testa, de Monteggia, m'inspira sur ce sujet beaucoup d'idées précieuses. Vous vous ressouviendrez de la valeur que je crus devoir attacher à ces faits dans mes leçons de l'année précédente; et les avantages, obtenus par un traitement antiphlogistique employé avec fermeté, vous ont démontré la vérité des principes.

§. IX. S'il n'est pas rare de voir des maladies curables par le traitement antiphlogistique, succéder à des causes certainement débilitantes, on observe également qu'au milieu de la diathèse de stimulus elle-même, durant le cours même d'un processus phlogistique, soit à cause de la distension *disharmonique* des nerfs, soit à cause de la douleur ou de toute autre condition pathologique secrète; on observe, dis-je, que même dans ces circonstances, la machine animale change quelquefois subitement d'état, et tombe dans un état de contre-stimulus, passager il est vrai, mais évidemment tel : et tant que cet état subsiste, elle ne supporte pas impunément les remèdes contre-stimulans et les soustractions qu'elle supportait auparavant, et qu'elle supportera, qu'elle exigera même, dès que l'excitement phlogistique se sera ranimé. Durant le froid intense d'une fièvre tierce et le vomissement qui l'accompagne, même d'une de ces fièvres qu'on traite victorieusement par la saignée, les purgatifs et les émétiques, il serait dangereux de pratiquer cette même saignée, et d'administrer ces mêmes émétiques et drastiques, qui seront utiles dès que le froid de la fièvre sera passé. Durant les frissons douloureux et l'abattement qui interrompent souvent l'ardeur fébrile dans la phthisie et dans d'autres inflammations avec suppuration, on trouve insupportables les contre-stimulans et les préparations antimoniales, qui seront tolérés et utiles, dès que la fièvre se sera rallumée. Cet état passager de dépression ou de contre-stimulus (qui n'est pas limité aux nerfs, comme le prétendent quelques auteurs, mais qui s'étend encore aux vaisseaux sanguins qui présentent dans leurs mouvemens un abattement correspondant au tissu cellulaire, à la peau, en un mot à tout le système); cet état, dis-je, duran

lequel il serait dangereux d'appliquer le froid,
l'émétique, la saignée, méritait bien d'être con-
sîdéré : et s'il est vrai que la tolérance des contre-
stimulans est le caractère et la mesure de la diathèse phlogistique, il faut avouer aussi que dans
le cours d'une même maladie, il peut survenir
des changemens quoique temporaires, dans l'état
diathésique (17). Ces mêmes faits me condui-
sirent à examiner l'état pathologique de la fibre
durant la douleur. Il me parut que la douleur,
quelle qu'en soit la cause, est en elle-même un
état plus ou moins fort de contre-stimulus : ce que
je tâchai de démontrer dans un mémoire que je
lus à l'Institut, l'été dernier. L'état de douleur
qui offre une infinité de gradations et de modifications, et qui, depuis le malaise le plus léger,
depuis le plus léger dégoût et la plus légère souf-
france, s'étend jusqu'au spasme le plus atroce,
jusqu'au sentiment le plus menaçant de défaillance
ou d'évanouissement; cet état, dis-je, est peut-
être une expression plus ou moins forte de contre-stimulus ou de l'abattement que les contre-
stimulans produisent dans la fibre (18). Quelle
que soit la valeur que puissent avoir mes soupçons,
l'observation nous force, en tout cas, de considérer
la douleur comme capable de produire sur l'excitement des effets qui lui sont propres, et qui
souvent sont en contradiction avec ceux que devrait

produire la maladie qui est la cause de la douleur même. Un vomissement violent, je le répète, une douleur atroce accompagnée de sueurs froides et de défaillance, nous forcent très-souvent à suspendre, au moins pour le moment, le traitement qui convient à la maladie principale ; et en considérant, sous son véritable point de vue, la réaction qui succède ordinairement à la douleur ou à l'abattement, lorsque ce dernier arrive à un certain degré, peut-être pourrait-on concevoir qu'en détruisant promptement, par l'usage des stimulans, ce premier état de contre-stimulus, produit par une affection mécanique et douloureuse, par un coup de froid, ou par la terreur, il serait possible de prévenir le développement de l'excitation phlogistique, qui, sans cela ne manquerait pas de lui succéder (19). Ces considérations, quelles qu'elles soient, m'ont été dictées par les faits, et peuvent au moins servir à inspirer des précautions pratiques : elles peuvent expliquer certaines contradictions pathologiques, et peut-être encore mettre d'accord avec la nouvelle doctrine, les idées de quelques écrivains, tant anciens que modernes : ce qui ne pourrait se faire que très-difficilement dans la manière de voir ordinaire.

§. X. Cependant, pour compléter les élémens nécessaires à une réforme utile de la pathologie et de la médecine-pratique, il fallait encore mettre

dans un jour plus clair l'état morbide de la fibre
vivante, que l'on désigne communément aujour-
d'hui par le nom d'*irritation*. Il ne faut point confondre cet état ni avec la diathèse de stimulus, ni
avec celle de contre-stimulus ; car les puissances
morbifiques qui le produisent ne peuvent, dans
aucune des circonstances où peut se trouver la
machine animale, ni à une dose quelconque,
produire jamais un excitement normal. Ces puissances, qui sont distinctes également des stimulans, comme de la soustraction des stimulans
mêmes et des contre-stimulans, avaient déjà été
contemplées par Brown, dans le troisième chapitre de la cinquième partie de ses Élémens. Il
résulte des courtes, mais importantes expressions
de ce profond écrivain, qu'il considérait comme
irritantes toutes les puissances ou conditions propres
à troubler, et incapables d'exciter ou de dépri-
mer ; et qu'il regardait l'irritation comme une
affection locale, parce qu'on ne peut la guérir ni
en augmentant, ni en diminuant les stimulans,
mais seulement en faisant cesser la condition locale et perturbatrice, ou en expulsant la matière
irritante. En 1801, l'ingénieux docteur Guani
fit un examen plus profond des puissances morbifiques, capables de troubler et de déranger le
système, sans agir par excès ou par défaut sur
l'excitement. Il ne s'arrêta point sur les lésions

mécaniques qui peuvent produire ces désordres ; mais il considéra particulièrement certains agens, comme les poisons, les miasmes, les contagions, et toutes les substances incapables à une dose quelconque de stimuler convenablement, mais qui produisent toujours trouble et irritation : et il rendit en quelque sorte raison des effets que ces substances produisent en les expliquant par l'hétérogénéité et le défaut d'affinité qu'il y a entre ces substances et le goût de la fibre animale ; ce qui fait que leur application produit dans la fibre elle-même un mouvement de répugnance ou de refus, de désordre ou de dégoût ; en un mot, un mouvement tout différent de l'excitation *. Mais la doctrine de l'*irritation* at-

---

* Quoique le docteur Broussais semble rejeter la distinction, établie par les Italiens, entre l'irritation et la stimulation ou l'excitation, dans le cinquième chapitre de son examen, cependant il admet que « *l'économie peut être stimulée d'une manière qui répugne à l'exercice des lois vitales : car*, dit-il, *il existe des rapports entre les modificateurs extérieurs et l'ensemble ou les différentes parties de l'organisme, tels que les uns plaisent, les autres répugnent aux lois vitales ; et ces derniers sont les poisons.* » Examen 1821 ; Prop. LXII. Il me semble que M. Broussais le rapproche ici beaucoup de la doctrine italienne, et cette stimulation, qui répugne aux lois vitales, me paraît analogue à l'irritation des Italiens. Le docteur

tendait un développement bien plus grand des profondes réflexions de mon illustre concitoyen et collègue, le professeur Rubini. Cet auteur confirma non-seulement que l'action des puissances irritantes se limite à troubler et à déranger la machine animale, sans influer en aucune manière sur l'excitement *brownien* ; mais il établit en outre les caractères distinctifs des maladies d'irritation, et il crut que cet état morbide de la fibre constituait une troisième diathèse, qui ne cause ni excès, ni défaut de stimulus ou d'action vitale, mais produit seulement un changement de mode, et une *disharmonie* dans les mouvemens : il la nomma *diathèse d'irritation*. Si mes idées ne s'accordèrent pas entièrement avec celles de mon collègue, et si je ne reconnus point avec lui une *troisième diathèse* dans les effets des puissances irritantes, et dans le désordre qu'elles oc-

---

Guani avait établi en principe en 1801, dans les Réflexions sur l'épidémie de la Ligurie ; 1º. qu'il existe des substances inassimilables et hétérogènes, incapables de produire une action analogue à l'excitement animal, qu'il appela *stimulans irritans* ; 2º. que l'homme, de même que les autres corps, est doué d'une propriété inhérente à son organisation même, qui admet ou rejette tout ce qui vient médiatement ou immédiatement en contact avec lui : il nomma cette propriété *affinité animale*.

casionent, ce fut principalement pour les raisons suivantes, que j'ai diffusément expliquées ailleurs (20), et que je vous ai ensuite exposées l'année dernière dans l'ouvrage sur la diathèse; 1°. parce que les maladies de diathèse sthénique ou asthénique, de stimulus ou de contre-stimulus, persistent même après la cessation de la cause qui les a produites : de sorte que quand même cette cause n'existe plus (telles que les affections d'âme, l'abus des liqueurs, un exercice violent, un coup de soleil, etc.); il reste cependant encore à vaincre la diathèse, ou le processus diathésique qu'elle a produit, et qui subsiste en son entier, et s'accroît même quelquefois encore longtemps après : tandis qu'au contraire les maladies d'irritation ont pour caractère principal de cesser ou du moins de commencer bientôt à diminuer, dès que la cause irritante n'existe plus (21); 2°. parce que les maladies diathésiques peuvent se guérir par compensation, même tandis que leur cause productrice subsiste encore, par exemple, la chaleur violente d'une brûlante atmosphère, ou un froid rigoureux ; et on les guérit en effet, en les traitant avec la saignée et les contre-stimulans dans le premier cas, et en augmentant les stimulans dans le second : on ne peut, au contraire, guérir les maladies d'irritation, qu'en enlevant la cause irritante elle-même (22). * Quoique je ne pusse point reconnaître dans les affections irritatives les caractères principaux de la diathèse, au moins dans le sens reçu depuis Brown, j'admis cependant les caractères distinctifs des puissances irritantes et de l'irritation ; j'adoptai l'application très-utile de cette nouvelle branche de connaissances, à la pathologie et à la médecine : et dans mes recherches sur les maladies diathésiques ou générales *par diffusion d'excitation morbide partielle*, je fis voir que même à la suite d'une

---

* La parole *diathèse* n'exprime pas, pour M. Tommasini comme pour Brown, un simple excès ou défaut d'excitement uniformément répandu dans toute la machine. Ce professeur donne le nom de diathèse à une condition morbide, à un processus vital, soit d'excès de stimulus, soit de contre-stimulus, qui survit à la cause qui l'a produite, et qui s'accroît même encore long-temps après que celle-ci a cessé d'agir.

Ce processus est tantôt universellement ou presque universellement propagé à tout l'organisme ; tantôt il est plus concentré dans quelque partie, avec peu de diffusion dans le général ; quelquefois même il est tout-à-fait circonscrit dans un petit espace, tandis que le reste de l'organisme peut se trouver dans des conditions différentes et même opposées. (*Voyez* les notes 33 et 40.) L'inflammation offre tous ces caractères ; et en effet, le processus diathésique de stimulus n'est autre chose que l'inflammation elle-même.

action locale irritative , soit mécanique , soit chimique, d'une action, en un mot, qui trouble la manière d'être de l'organisme , il peut se développer des processus capables d'influer sur l'excitement brownien , et de créer une diathèse (23).

§. XI. Tandis qu'en 1805 , je publiais mon opinion sur l'irritation, l'illustre Giannini, guidé par d'autres raisons, marchait vers le même but, mais par un chemin différent : car, après avoir bien examiné tout ce qui est relatif aux effets des puissances irritantes, il regarda avec moi l'irritation comme une affection locale. Il rappela à propos les passages de Brown qui y sont relatifs, et surtout le *tumultus toto corpore diffusus* ; il suivit d'un œil pénétrant les substances irritantes même, dans la supposition qu'elles eussent été portées dans le torrent de la circulation , mais en les considérant cependant toujours comme produisant un désordre qu'on ne peut confondre ni avec l'augmentation ni avec la diminution de l'excitement, et il caractérisa ce trouble général produit par des puissances irritantes, par l'expression ingénieuse *d'affections universellement locales* (24) : ce qui était certainement porter au plus haut degré de clarté l'idée de la différence qu'il y a entre les affections irritatives et les diathésiques *.

---

* MM. Fournier et Broussais semblent regarder comme

En 1806, le professeur Bondioli déclara de même
que les phénomènes de l'irritation sont d'origine

---

ridicule cette expression de Giannini, et le dernier dit dans
son *examen* que c'est *une subtilité digne du scotisme le
plus raffiné.* Ces auteurs n'ont pas bien saisi, à ce que je
crois, la véritable valeur de cette expression. Voici les
propres paroles de Giannini : *Questa irritazione diffusa
per tutta la macchina, perchè diffusa universalmente vi è
la materia irritante, porta avunque la località, e vi pro-
duce, se cosi e lecito esprimermi un' affezione universalmente locale;* ..... Cette irritation (produite par la matière contagieuse) répandue dans toute la machine, parce
que la matière irritante y est elle-même universellement
répandue, produit une localité dans tous les points où elle
se trouve, et occasione, si je puis m'exprimer ainsi, une
maladie, une affection *universellement locale.* GIANNINI,
Della natura delle febbri, tome I, chap. VI, page 334.
Voici comment, dans le journal de la nouvelle doctrine
italienne, on a fixé le sens de cette expression par un
exemple : si une main barbare enfonçait une infinité d'épines dans la peau d'un homme de manière à l'en couvrir entièrement, la maladie serait locale ; car chaque épine n'influe-
rait, au moins dans les premiers momens, que sur le point
où elle est enfoncée, et la maladie serait tellement dépendante
de la localité, qu'il faudrait, pour la guérir dans toutes les
parties affectées, arracher toutes les épines. Elle serait donc
universellement locale, c'est-à-dire, locale dans tous les
points malades, dont chacun aurait une maladie à part,
indépendante de celle des autres points affectés. *Giornale
della nuova dottrina medica italiana,* vol. I, p. 176. (*Nota*).

et de nature locales, et il expliqua par la correspondance sympathique des parties le trouble et le
désordre qui, sous l'aspect de maladie générale,
succèdent à l'irritation (25). L'illustre Monteggia
inclinait aussi à regarder comme déprimante la
première impression douloureuse des puissances
qui irritent ou offensent mécaniquement la texture des parties, (ce qui s'accorde avec les idées
que j'ai exposées sur la douleur) : il regardait
comme phlogistique et producteur de diathèse de
stimulus le processus qui y succède (ce qui est
conforme à ce que j'ai dit des processus diffusifs
et diathésiques qui succèdent souvent à l'irritation) ;
et de plus il ne manqua point de reconnaître
comme caractère qui distingue les affections irritatives des diathésiques, la nécessité d'enlever la
cause offensante pour les guérir (26). Ce fut en
partie pour les raisons déjà exposées par moi-
même et en partie d'après des réflexions ultérieures, que le célèbre Fanzago déclara aussi,
mais plus diffusément et plus spécialement que
les autres, que les affections qui proviennent
d'une cause irritante ou d'un dérangement mécanique, même lorsqu'elles sont accompagnées d'un
désordre sympathique étendu, ne présentent que
les caractères de maladies *locales* (27).

§. XII. Quel que soit l'aspect sous lequel on
veuille considérer les actions irritatives, il est cer-

tain que les recherches faites à ce sujet ont répandu un grand jour sur des points importans de pathologie et de pratique. En effet, soit que les substances et les désordres capables d'irriter n'agissent ni en stimulant ni en contre-stimulant, mais en troublant le système d'une manière toute différente et propre à eux, de sorte qu'on ne peut guérir les maladies qui en proviennent qu'en enlevant la cause ou le désordre local, ou même en contre-irritant (si toutefois il en existe le moyen et qu'on puisse le déterminer) (28); soit que la douleur qui se réveille, ou la distraction *disharmonique* et pénible des parties, ou l'hétérogénéité et l'impression désagréable du principe irritant aient la faculté de contre-stimuler le système, et que pour en prévenir les conséquences il faille avoir recours à un prompt traitement stimulant, mais toujours après avoir enlevé la cause matérielle de l'irritation ou du désordre; soit enfin, comme je le pense, que le processus phlogistique, au moins dans un très-grand nombre de cas, ne tarde pas à se développer autant à la suite de la douleur et de l'irritation, que de la lacération et de la distension des fibres, et que répandant ses rayons dans le général il produise une diathèse de stimulus, et exige un traitement contre-stimulant convenable (29): de quelque manière qu'on la veuille considérer, la doctrine de l'irritation est riche en inductions précieuses et forme une partie très-importante de la nouvelle doctrine. C'est encore une chose bien digne d'observation, que même dans une maladie générale de diathèse de stimulus ou phlogistique, et dans laquelle il existe une inflammation dans quelque partie du corps, il peut se développer en raison de la partie affectée et des fibres tiraillées par le gonflement phlogistique, des phénomènes d'irritation qui dérivent du dérangement même des fibres : c'est ce qui a mal à propos induit quelques auteurs à admettre, dans ces cas, une diathèse phlogistico-irritative ; car le processus diathésique, curable par un traitement général, consiste uniquement dans le phlogistique ; et les phénomènes de trouble ou d'irritation, qui y sont associés, ne sont que l'effet d'une distension locale des fibres ; comme je vous l'ai démontré plus diffusément dans mes leçons sur la diathèse.

§. XIII. Après avoir établi ainsi les fondemens de la nouvelle doctrine médicale, et reconnu l'existence de deux classes opposées d'agens, tant morbifiques que thérapeutiques ; savoir, les stimulans et les contre-stimulans, dont les uns sont propres à corriger ou à produire réciproquement la diathèse qui a été produite ou qui peut se corriger par les autres (§. 5) ; après avoir placé dans la *tolérance* d'agens opposés, le caractère principal et la mesure de l'une et de l'autre diathèse ; enlevé le pres-

tige de la faiblesse indirecte , regardée comme
cause du plus grand nombre des maladies (§. 6.),
et déterminé l'influence et le *fond* toujours hypersthénique (dans le langage de Brown) du plus
fréquent et du plus fatal de tous les processus
morbides, l'inflammation (§. 7.) ; après avoir
aussi calculé l'influence de certaines forces qui
peuvent réveiller improvisément une diathèse
phlogistique, même au milieu d'un appareil de
causes et d'apparences de toute autre nature (§. 8);
et après avoir de même reconnu l'influence que
la douleur et l'irritation exercent sur la machine
animale (§. 10, 11, 12,) ; il fallait enfin analyser
plus profondément, et déterminer les caractères,
les degrés et l'étendue de la diathèse, de cet état
morbide qui est le but principal et l'objet conti-
nuel des recherches du pathologiste et du praticien. Deux savans distingués, les professeurs Bondioli et Fanzago m'ont précédé dans cet important travail (30) ; et les beaux traits de lumière,
qui brillent dans les essais du premier et dans les
travaux beaucoup plus mûrs du second, ne furent
point sans utilité pour moi. Mes idées sur les maladies générales par diffusion d'excitation morbide
locale, firent connaître en partie mon opinion
sur ce sujet (31); ensuite les réflexions répan-
dues dans les notes qui accompagnent mes mémoires sur l'action contre-stimulante de différens

rèmèdes, dévoilèrent encore davantage mes maximes (32); enfin, les leçons sur la diathèse qui,
dans l'année scolaire qui vient de s'écouler, précédèrent nos exercices cliniques, vous présenté-
rent l'ensemble de mes idées et de celles des autres, ainsi que le résultat des connaissances actuelles
sur une matière si importante. Chaque article de
ce travail fut confirmé sous vos yeux par des observations, et appliqué au traitement des maladies
qui se présentèrent dans l'institut clinique. Il ne
vous a pas été difficile de vérifier par les faits les
caractères que j'ai assignés à la diathèse dans le
sens que, depuis Brown, on attache généralement à
cette parole; et personne de vous n'a tardé à reconnaître comme raisonnable, non-seulement la
distinction des maladies en instrumentales et en
dynamiques; mais aussi la différence établie entre
les dynamiques, qui ont pour base un processus
diathésique, et celles qui sont entièrement privées
de diathèse. Vous reconnûtes que, pour régler la
conduite des médecins, éloigner les abus et prévenir les désastres, pour rendre prudens les plus
courageux et pour expliquer certaines contradictions, il n'y a rien de plus important et de plus
nécessaire à considérer que les différences qui dépendent de la plus ou moins grande extension de
la diathèse, et de l'accord plus ou moins grand
des parties en général, quoique participant elles-

mêmes de la diathèse, avec celle ou celles où existe le foyer du processus diathésique (33). La classification (*) des maladies que je vous ai proposée, ou le tableau de différences essentielles de l'état morbide, déduit des principes indiqués, porta facilement la persuasion dans votre esprit, et dans celui des professeurs mes collègues, et d'auditeurs expérimentés : ce qui fut pour moi une garantie de la correspondance de mes idées avec les faits.

§. XIV. Il est temps maintenant de confirmer au lit des malades les différentes parties de la nouvelle doctrine médicale, dont j'ai tâché aujourd'hui

---

* M. Tommasini n'a pas encore publié sa classification qui est basée sur les indications curatives et sur la nature des maladies. Cependant M. Bousquet en a fait l'exposition dans la revue médicale, cahier de mars, 1822, d'après des cahiers de quelque élève de ce professeur. On peut consulter cet article : mais je dois avertir qu'elle y est présentée sous un aspect faux ; car, d'après la manière dont on l'a exposée, on serait porté à croire que M. Tommasini regarde les symptômes comme des maladies, qu'il croit que la force et la faiblesse puissent constituer la même maladie, etc. J'ai déjà fait voir, dans la Préface, combien est différente la manière de voir de M. Tommasini. Je ne donne point ici cette classification qu'il faudrait nécessairement accompagner de développemens trop considérables pour pouvoir entrer dans une note.

de vous présenter l'esprit; il est temps d'en considérer les principes fondamentaux au flambeau des observations qui les ont fait naître, et dans leur relation avec les faits nombreux qui en forment les bases. En attendant, je puis vous assurer d'avance que la nouvelle doctrine, au moins quant à ses parties principales, trouve un ferme appui dans la méthode de traitement la plus heureuse de tous les temps, et dans la pratique des époques et des écoles les plus accréditées, quel que fût d'ailleurs le langage dont elles se servissent : presque tous les remèdes employés dans l'intention d'expulser, de corriger, d'envelopper ou de rendre moins piquantes les acrimonies, les émolliens, les tempérans, les rafraîchissans, etc., sont autant de contre-stimulans, et vous offrent, soit dans les succès, soit dans les applications innocentes de la doctrine humorale, quelque preuve au moins en faveur de l'opinion de ceux qui croient que la majeure partie des maladies, non-seulement aiguës, mais même chroniques, et dans les sujets les moins forts, sont d'origine phlogistique; et que la diathèse de stimulus est beaucoup plus fréquente que l'opposée (34). Les remèdes vantés par les diverses écoles chimiques, à cause des bons effets qu'on en obtenait, étaient pour la plupart, tirés du règne minéral, qui ne présente presque point de substances stimulantes. L'émétique dont on étendit l'usage, sous quelque prétexte que ce fût, à presque toutes les maladies aiguës, sporadiques, épidémiques, contagieuses, exanthématiques, etc.; les purgatifs toujours prodigués dans les affections aiguës et chroniques; les médicamens les plus actifs, employés dans l'intention d'expulser la matière morbifique (et quelle est la maladie où l'on n'en soupçonnait point l'existence ?) ; les amers, les désobstruans, les emmenagogues, les apéritifs, les diurétiques, etc., étaient tous des remèdes contre-stimulans. Et il ne faut pas se faire illusion, en objectant que ces principes sont erronés : car la généralité de ces pratiques, qui s'étendent à presque toutes les époques de la médecine, devait nécessairement dériver des bons succès du traitement ; et les bons succès de remèdes, presque tous de la classe des déprimans ou antiphlogistiques, étaient pour ainsi dire, un présage de la doctrine qui devait tôt ou tard s'établir. L'empirisme lui-même, quels soutiens n'offre-t-il pas à cette doctrine? Il n'existe point de spécifiques ou de secrets (et il faut avouer qu'ils produisirent souvent des effets étonnans), qui ne soient plus ou moins contre-stimulans. Les poudres de James, si accréditées en Angleterre; plusieurs fébrifuges amers dont on a reconnu l'utilité dans les fièvres intermittentes, qui sont liées à quelque lent engorgement des viscères abdominaux et rebelles à l'écorce du Pérou;

les pilules d'aloës ou de rhubarbe, si généralement et si avantageusement employées dans les dyspepsies, les flatulences, l'hypocondrie ; les eaux salines-martiales, dont l'usage est si répandu et si avantageux ; les bains tièdes, les vermifuges, qui furent peut-être utiles dans beaucoup de cas où il n'y avait point de vers à expulser ; le mercure et les diverses préparations secrètes anti-syphilitiques; la décoction de Salvadori, les eaux de Pollini et autres semblables, sont tous des remèdes plus ou moins drastiques ou émétiques, purgatifs ou résolvans ainsi dits, c'est-à-dire, qu'ils ont tous une action plus ou moins contre-stimulante ou anti-phlogistique.

§. XV. Mais laissons-là les succès fortuits de l'empirisme, succès qu'on doit d'ailleurs, dans le plus grand nombre de cas, attribuer à des remèdes d'action déprimante, et qui montrent par conséquent que la diathèse de stimulus et les maladies phlogistiques sont beaucoup plus fréquentes que les opposées. Il ne faut, au contraire, point passer sous silence que la plupart des médecins et des auteurs de réputation qui examinèrent avec impartialité les deux méthodes, ont, dans le plus grand nombre des maladies, donné la préférence à la méthode déprimante. En effet, si nous parlons des médecins anciens, les effets nuisibles, attribués par la plupart d'entre eux, et surtout par l'immortel Sy-

denham, au traitement alexipharmaque ou échauf-
fant, déposent en faveur de la nouvelle doctrine.
Il suffit de jeter un seul coup-d'œil sur les ouvrages
des principaux classiques de médecine pratique;
il suffit de lire les écrits, rédigés d'après les plus
mûres observations sur le traitement des maladies,
qui nous ont été laissés par Alexandre Trallien,
Louis Settala, Pierre de Castro, Louis Mercato,
Huxham, Pringle, de Haen, Quarin, Borsieri,
Frank; il suffit d'examiner avec attention la nature de leur méthode de traitement, et la classe
de remèdes qu'ils recommandaient le plus souvent
même dans les maladies, et dans les fièvres que les
Brownistes regardèrent ensuite comme asthéniques; il suffit enfin de connaître les faits que l'ingénieux docteur Valli a pu recueillir des anciennes
observations et des siennes propres, dans son mémoire sur la peste de Smyrne, pour convenir que
les observations ont toujours forcé de donner la
préférence à la méthode antiphlogistique. Si nous
parlons des médecins contemporains de Brown,
déjà consommés dans leur art, lorsque la faiblesse
indirecte et le besoin supposé de presque toujours
stimuler étaient dans leur plus haute réputation;
l'on ne peut nier que plusieurs des plus instruits
et des plus expérimentés n'aient hautement désap-
prouvé la méthode échauffante, en opposant aux
tristes effets qu'elle produisait, les avantages ob-

tenus par les doctrines contraires. Même aujour-
d'hui l'on trouve de vieux praticiens qui, ne dé-
daignant point de connaître et d'examiner les
nouvelles productions, trouvent les principes de
la nouvelle doctrine conformes à l'observation ;
et dans les limites d'une juste modération, ils en
reconnaissent l'utilité dans le traitement des maladies. Non-seulement les médecins qui sont au
courant des nouvelles découvertes, mais plusieurs
même de ceux qui affectent de ne point s'en sou-
cier, montrent par le fait de ne point mépriser les
principes modernes ; et telle est la force de la vérité, qu'ils ont, en grande partie, réformé leur méthode d'après ces mêmes principes. En effet, les
prescriptions pharmaceutiques ne présentent plus
aujourd'hui une si grande réunion d'élémens
d'action contraire comme autrefois ; aujourd'hui,
ceux même qui ne sont point partisans déclarés
de la nouvelle doctrine, traitent avec la méthode
antiphlogistique plusieurs maladies qui ont les
apparences de l'asthénie de Brown ; et, en com-
parant le grand usage qu'on faisait, il y a quelques
années, d'opium, d'éther, de musc, de teintures
volatiles, avec le très-peu d'usage qu'on en fait
aujourd'hui, on voit clairement que la réforme
est plus générale qu'on ne le pense. Je ne veux
pas nier qu'on ait en plus d'une circonstance abusé
de la doctrine médicale dont nous parlons, comme

il arrive en général de toutes les nouvelles doctrines ; mais il n'est pas juste d'attribuer à la doctrine ce qui provient des abus qu'on en fait ; et les reproches qu'on fait aux excès de la méthode contre-stimulante ou évacuante, ne peuvent point s'appliquer aux principes qui forment la base de la doctrine. Ces abus n'auront pas lieu si une observation impartiale et tranquille règle l'application des moyens curatifs, et si l'on met un frein aux tentatives par cette sage circonspection, et ces justes doutes qui n'abandonnent jamais le vrai praticien, accoutumé à connaître et à respecter les dangers qui l'environnent. L'étude de la diathèse, sous l'aspect où je vous le présentai, servira aussi, si je ne me trompe, à prévenir certains excès et certains dangers, qu'on peut d'ailleurs facilement éviter dans la nouvelle doctrine ; car, si les maximes sont justes, l'erreur ne peut consister que dans l'abus qu'on en fait ; il n'en était pas ainsi de la doctrine de Brown, dans laquelle les maximes renfermaient elles-mêmes plusieurs erreurs très-pernicieuses.

§. XVI. Ce n'est pas seulement la concordance des nouveaux principes avec les faits les plus connus, et avec les méthodes de traitement les plus heureuses ; ce n'est pas seulement le suffrage de la majeure partie des praticiens et de ceux mêmes qui étaient le moins disposés à l'admettre, qui en démontrent de plus en plus la solidité ; mais la teinte nouvelle que prennent peu à peu, surtout en Italie, les ouvrages de médecine pratique qu'on publie journellement, est aussi une preuve de la propagation de la nouvelle doctrine. Lisez, par exemple, le bel ouvrage sur les *Bains* du professeur Franceschi; lisez les notes ajoutées à la traduction italienne de l'ouvrage du célèbre P. Franck, sur la manière de traiter les maladies; et vous verrez comment les nouvelles maximes et le nouveau genre de philosophie-pratique font tous les jours des progrès incontestables. Même quelques écrivains, qui jusqu'ici n'ont point voulu se rendre aux principales maximes de cette doctrine, montrent cependant par leurs écrits, qu'ils en apprécient en effet les vérités; car, le plan de traitement qu'ils suivent et qu'ils recommandent, s'éloigne tous les jours davantage de celui de Brown; et, en dernière analyse, ils appliquent la méthode contre-stimulante au plus grand nombre d'affections morbides, dans des vues diverses, et pour des raisons plus ou moins plausibles. Il y a aussi parmi les étrangers un grand nombre d'auteurs qui, ou ne connaissent point la nouvelle doctrine, ou gardent à son égard un silence absolu; même dans des ouvrages bien postérieurs aux époques où l'on publia en Italie tantôt l'une, tantôt l'autre des nouvelles maximes. Mais, leurs méthodes de traitement et leurs opinions sur la nature de plusieurs maladies, qu'ils annoncent comme nouvelles, sentent pour ainsi dire l'influence de la réforme, et elles semblent presque conçues, les unes plus, les autres moins, d'après les nouveaux principes. Examinez les Annales de médecine étrangère les plus accréditées (35), et vous y trouverez qu'on traite aujourd'hui, avec des remèdes de la classe des antiphlogistiques, un grand nombre d'affections morbides, qu'on traitait autrefois avec l'opium, le musc, l'éther, le quinquina ou l'ammoniaque; vous trouverez qu'on traite, avec les contre-stimulans, beaucoup d'affections spasmodiques et convulsives : par exemple, le tic douloureux, avec les drastiques et le mercure; le tétanos, avec la saignée; l'hydrophobie, avec la saignée, même jusqu'à défaillance. Vous trouverez qu'on traite la gangrène avec le froid; le sphacèle, avec le nitre; la dissenterie et la goutte, avec les antiphlogistiques et constamment sans opium ; la fièvre puerpérale, avec une méthode déprimante constante ; la nerveuse, le typhus, la pétéchiale, la fièvre jaune, la peste elle-même, avec le traitement antiphlogistique le plus courageux. Les ouvrages de Vieusseux sur la saignée, de Hamilton sur les purgatifs, vous prouveront le changement déjà considérable qui s'est opéré dans les maximes : changement qui s'est fait dans le même sens que celui que la nouvelle doctrine y opère continuellement avec plus de cohérence et de fondement. Le premier de ces auteurs déclare la saignée utile dans des maladies, où on n'aurait pas même osé la proposer il y a quelques années : le second étend l'usage des purgatifs à presque toutes les maladies qui composent la nosologie. Vous trouverez aussi des preuves de ce changement dans les ouvrages récens de Kluyskens, de Scholbred et de Marshall sur l'hydrophobie ; dans les observations de Babington sur le tétanos, de Hunting-Sherill sur le traitement de la paralysie, de Badham sur le bronchitis, de Want sur la goutte, de Cumming sur le sphacele, d'Hufeland sur la *pestis bellica*, de Macmillan sur la fièvre jaune, de Horn sur la fièvre contagieuse, de Hey sur la puerpérale. Vous verrez que le même Hey, ainsi que Rabodstat, regardent cette dernière fièvre comme l'effet d'une inflammation d'uterus, d'intestins ou de péritoine, et la traitent conformément à cette idée, avec une méthode constamment antiphlogistique ; et les ouvrages du célèbre Harles sur l'inflammation de l'épine chez les enfans, qui est très-fréquemment la cause inconnue de l'atrophie, de Goelis sur le spino-dorsitis, d'Hécard sur le croup, de Voit sur le trismus et le tétanos, vous prouveront qu'on regarde aujourd'hui le processus *phlogose* comme la cause de maladies, qu'on croyait autrefois d'origine toute différente, et dont on ne croyait l'inflammation, qu'une tardive et meme une dernière conséquence. Vous trouverez enfin que les profonds professeurs Hildebrand, Hufeland, Reuss, Marcus, font dériver le typhus d'une phlogose du cerveau, des méninges, ou des nerfs, et qu'ils le traitent plus ou moins avec la méthode antiphlogistique (36). Ce fut à tort qu'un journal politique parla, il y a quelques années, de cette étiologie et de cette méthode de traitement, comme d'une nouvelle découverte ; puisque, plusieurs années auparavant, cette même idée avait déjà été publiée par les médecins Italiens. Tous ces auteurs étrangers et plusieurs autres, qui marchent vers la réforme ou y coopèrent plus ou moins, ne font, comme je le disais, aucune mention de la nouvelle doctrine italienne (37) ; cependant je ne veux point pour cela les soupçonner de simulation. Je dis seulement qu'ils considèrent aujourd'hui beaucoup de maladies sous un aspect bien différent de celui où ils les considéraient il y a peu d'années, et que, frappés comme nous, mais plus tard que nous, de la même lumière, ils concourent aussi, sinon par les raisonnemens, du moins par les faits, à l'établissement des mêmes vérités (38). *

---

* Il faudrait citer à l'appui de plusieurs maximes de la

§. XVII. La nouvelle doctrine médicale est donc née en Italie : c'est sur ce sol, toujours fécond en utiles découvertes dans toutes les branches des sciences et des arts, qu'elle s'est accrue, et elle attend du zèle unanime des médecins Italiens, le plus haut degré possible de perfectionnement. L'ensemble de la théorie du contre-stimulus n'a pas encore été publié, soit parce qu'il n'est pas possible d'établir en peu de temps une doctrine entière et complète dans toutes ses parties, soit à cause des vicissitudes bien connues qu'éprouva, au grand détriment de la science,

---

nouvelle doctrine italienne les ouvrages de M. Broussais et ceux des médecins qui ont embrassé sa doctrine qui a tant d'analogie avec l'italienne. Je n'en ferai pas l'énumération, parce qu'ils sont connus ici de tout le monde. Le professeur Tommasini n'ayant point parlé de l'école française, MM. Fournier et Broussais s'en sont plaints. Il n'aurait pu citer que *l'Histoire des Phlegmasies chroniques*, car le premier examen ne fut imprimé qu'en 1816; et ce fut dans cette même année que M. Tommasini lut son discours. Au reste, il s'est empressé de corriger cette omission, dans sa seconde lettre sur le Typhus, publiée en 1818; et ensuite dans son ouvrage sur l'*Inflammation*, publié en 1820, où il a déclaré qu'il n'avait pas connaissance de l'ouvrage de M. Broussais à l'époque où il publia le sien, en manifestant en même temps le regret qu'il avait de ne pas avoir pu le citer.

l'illustre inventeur des *contre-stimulus*, au sublime génie duquel nous sommes redevables des premières et des plus générales idées de la réforme. Cependant ses vues sur le contre-stimulus, qu'il avait déjà annoncées dans ses notes à la *Zoonomie* de Darwin ; sa manière d'évaluer la diathèse et de traiter les maladies ; sa critique sévère dans les observations et dans les inductions, sont clairement exprimées dans l'*Histoire de la Fièvre pétéchiale de Gênes, des années* 1799 *et* 1800, et mieux encore dans ses *Mémoires* insérés dans les Annales des sciences et lettres : *sur l'action de la digitale, sur le système vivant,—sur l'emploi de la gomme gutte dans les flux intestinaux, et du nitre dans le diabètes ; — sur les péripneumonies inflammatoires et sur leur traitement avec le tartre stibié.* Le premier des défenseurs du contre-stimulus, le professeur Borda, en applique déjà, depuis plusieurs années, la théorie à la pratique dans l'hôpital de Pavie, et avec le plus grand succès ; et les profonds écrits de cet homme illustre sont assez connus de la studieuse jeunesse. Le savant Bondioli, d'abord professeur de matière médicale en cette université, ensuite de clinique dans celle de Padoue, fut aussi un des premiers à admettre les idées et la pratique du contre-stimulus, comme on put le relever de ses leçons, et des *Mémoires* qu'il a insérés dans les

Actes de la société italienne. L'illustre Fanzago connut la force contre-stimulante de la digitale pourprée, et ne tarda point de la signaler dans son *Mémoire* sur la vertu de cette plante , publié en 1810. Feu mon collègue et ami, l'ingénieux docteur Joseph Ambri , honneur et soutien de l'académie de Parme , ne tarda pas non plus d'embrasser la doctrine du contre-stimulus; et ses *Mémoires* , si intéressans pour la nouvelle doctrine , se trouvent recueillis dans le *Journal de la société médico-chirurgicale de Parme.* Ceux qui se déclarèrent pareillement défenseurs de la nouvelle théorie , furent le docteur Della Valle , dans ses *Notions générales sur la théorie du contre-stimulus ;* le docteur Gaimari dans ses *Considérations ,* et le docteur Chiaverini , de Naples, dans son *Mémoire* sur le même sujet ; le docteur Joseph Mattei , un de mes élèves les plus distingués , actuellement professeur de clinique interne à l'hôpital de Viterbe , dans son *Histoire d'une hydropisie ascite,* insérée dans le journal de la société de Parme , ainsi que dans ses *Expériences thérapeutiques sur l'action des remèdes contre-stimulans ,* communiquées à la même société ; le docteur Vasani , qui publia dans les *Annales des sciences et des lettres ,* le rapport d'un *empoisonnement casuel, produit par la digitale pourprée ;* et plus récemment l'*Histoire d'une fièvre miliaire*, et la méthode curative contre-stimulante, qu'on employa dans *l'ophthalmie contagieuse qui régna dans l'hôpital d'Ancône en* 1813; et enfin, en omettant plusieurs autres, le docteur Mantovani, qui, dans son *Essai sur la théorie médicale du contre-stimulus*, récemment publié, a exposé les idées recueillies de la vive voix des deux premiers maîtres de la théorie même.

Pour ce qui regarde l'inflammation considérée toujours comme un processus de stimulus excédant, au moins dans ses premiers pas plus ou moins rapides, et tant qu'aucun des produits qui altèrent la texture organique ne lui a succédé ; s'il s'agit, soit de l'origine phlogistique du plus grand nombre des maladies, soit des maladies générales par diffusion d'un processus local, ces maximes et les observations qui en sont la base, se retrouvent dans un très-grand nombre d'écrits modernes, qui concernent l'inflammation, ainsi que dans les *Mémoires* du professeur Scavini, de Turin: *Précis de la doctrine de l'inflammation, et Recherches sur le gonflement de la parotide* ; et quoique cet auteur n'admette pas toutes les idées que j'ai moi-même publiées sur ce sujet, il s'accorde cependant avec moi sur les plus importantes. Quant à ce qui regarde, soit l'origine phlogistique de plusieurs affections morbides dont l'étiologie était auparavant tout-à-fait différente, soit

l'emploi du traitement contre-stimulant, comme
unique moyen d'en arrêter les premiers pas,
quelle que soit la cause qui l'a produite ; on trouve
à ce sujet des argumens et des faits très-concluans,
dans les profondes *Observations sur la fièvre de
Livourne*, de l'illustre Palloni ; dans les *Recherches sur la fièvre jaune*, du savant Zecchinelli :
dans la dissertation de l'illustre professeur Brera,
sur le *Rachialgitis;* dans les *Observations medi-
co-pratiques et anatomico-pathologiques*, du
docteur Ambri, déjà cité ; dans les *Conjectures
sur le neuritis*, du docteur Hubert Bettoli ; dans les
*Observations sur l'inflammation de la moëlle
épinière*, du docteur Bergamaschi ; dans la très-
importante *Histoire de la dyssenterie qui régna
dans l'hôpital de Mantoue*, du docteur Pisani ;
et dans les *Observations* du docteur Jemina, *sur
la fièvre nerveuse et pétéchiale*. Pour expliquer
comment le stimulus (arrivé à certains degrés),
loin de diminuer l'action vitale, l'augmente au
contraire, et pour éloigner ainsi (quand il existe
une inflammation) le soupçon de la faiblesse indirecte, j'attache une grande importance aux
vues sublimes du professeur Gallini, dans son *Introduction à la physique du corps humain*, et
à celles du profond Rachetti, professeur d'institutions pathologiques dans l'université de Pavie,
sur la génération de l'excitabilité par le stimu-

lus (39) ; de même qu'aux idées du docteur Gai-mari, exposées dans l'ouvrage cité, et à celles du docteur Botto, dans sa dissertation *de sensibilitáte*. Quant à l'irritation, soit qu'on la considère dépendante d'un désordre local, soit qu'on la regarde comme une diathèse, on trouve l'exposition de la doctrine qui regarde cet état dans les *Mémoires* du docteur Guani, *sur l'épidémie de la Ligurie* et *sur les maladies contagieuses*; dans les ouvrages du professeur Rubini, *sur les fièvres appelées jaunes*, *et sur les contagions*, *sur la meilleure manière d'empêcher la récidive des fièvres périodiques*; dans l'*Histoire d'une dyspepsie sympathique*, et dans ses *Réflexions sur le croup*. On peut trouver aussi beaucoup de lumières sur cette matière dans les *Résultats obtenus dans la clinique de Padoue*, par le professeur Brera; dans l'ouvrage du docteur Giannini, *sur la nature des fièvres*; dans celui du professeur Bondioli, *sur l'action irritative*; et dans les *Institutiones pathologicæ*, du professeur Fanzago. L'idée de la douleur, considérée comme état de contre-stimulus, fut en quelque sorte pressentie par le professeur Canaveri de Turin, dans son *Essai sur la douleur*. Pour ce qui regarde le développement d'un processus phlogistique, même par suite de l'application de puissances contre-stimulantes, et au milieu d'un état de dépres-

sion, on trouve beaucoup de lumières et beaucoup de faits dans l'ouvrage du professeur Testa,
sur les Actions et sur les Réactions organi-
ques ; dans l'ouvrage déjà cité du docteur Giannini, *sur les fièvres ;* dans les *Institutions de*
chirurgie de Monteggia, dans la partie où il traite
des blessures ; et dans le *Mémoire* du docteur
Botto, *sur la commotion du cerveau.* Enfin relativement à la diathèse et aux différences les plus
importantes et les plus essentielles de l'état morbide, on trouve des vues précieuses dans la *Dis-*
sertation du professeur Bondioli, *sur les formes*
particulières des maladies générales ; dans les
Institutions déjà citées, de Fanzago, et dans son
Essai sur les différences essentielles des mala-
dies; et enfin dans le *Mémoire* du docteur Ambri,
sur la transmutation des deux diathèses, inséré
dans le journal de la société medico-chirurgicale de
Parme. Ces ouvrages, publiés depuis seize ans, concourent tous à établir l'une ou l'autre des maximes,
soit principales, soit accessoires de la nouvelle doctrine. Ce ne sera peut-être point une témérité de ma
part, si je place à leur suite ceux que j'ai moi-
même publiés depuis 1805; et je crois pouvoir
espérer, sans présomption, que mes idées *sur l'in-*
flammation, et *sur les maladies générales par*
diffusion d'excitation morbide locale (40), n'auront point été inutiles au nouveau système d'idées

médicales; de même que mes mémoires et mes notes sur *l'action contre-stimulante* de quelques remèdes (41); mon *Mémoire sur la douleur,* et mes *Leçons sur la diathèse* (42).

§. XVIII. Voilà l'énumération des médecins et des travaux, qui ont le plus contribué à établir les nouveaux principes; et c'est surtout, pour servir de guide aux étrangers, que j'ai jugé à propos de les citer ici *. Mais en vous rappelant à la mé-

----

* Aux ouvrages cités par l'auteur, il faut ajouter ceux qui ont paru depuis la publication de celui-ci. En voici les principaux. M. Tommasini a publié, dans les *Opuscules scientifiques de Bologne* et séparément, *deux lettres sur la fièvre pétéchiale;* la première en 1817; la seconde en 1818. Il y démontre qu'elle ne dépend jamais de défaut de stimulus. En 1819, il publia l'*histoire d'une entérite, guérie par la méthode contre-stimulante;* en 1820, *le tableau des résultats obtenus dans la clinique de Bologne,* et la première partie de ses *Considérations pathologico-pratiques sur l'inflammation et la fièvre continue,* dont on a publié depuis peu une traduction française. En 1821, à son retour d'un voyage en Angleterre, il a publié un discours, pro-noncé à l'ouverture de son cours, *sur la méthode curative, sur l'enseignement clinique et sur quelques établissemens de bienfaisance publique observés en Angleterre,* et un discours latin, présenté à la Société royale de Médecine et de Chirurgie de Londres, intitulé : *de congruentiâ et discrepan-tiâ inter anglicam et italicam medendi rationem.* Le docteur Gaimari a publié à Naples, en 1819, une seconde édition,

moire ces noms et ces ouvrages, je ne puis dissi-
muler ni à vous ni à moi-même les grandes pertes
qu'a faites la nouvelle doctrine par la mort prématurée de plusieurs des auteurs que je viens de
nommer, et d'autres savans médecins. La nouvelle
doctrine a déjà perdu d'illustres soutiens, tels que
les professeurs Bondioli, Monteggia, Ambri et
Pisaui. Elle a aussi perdu deux médecins profonds,
le docteur Gelmetti, professeur de clinique dans
l'hôpital de Mantoue, qui en appliquait avec le
plus grand succès les maximes au traitement des
plus graves infirmités (44); et le docteur Vincenti,
partisan prudent de la réforme. J'aurai occasion,
dans un autre endroit, de faire connaître quelques

---

considérablement augmentée, de ses *Considérations physio-
logico-pathologiques sur la vie, l'action des remèdes et la
nouvelle doctrine du contre-stimulus*. Le professeur Chia-
vérini a publié, en 1820, dans la même ville, des élémens de pharmacologie thérapeutique où il adopte les
principes de la nouvelle doctrine. Le docteur Mantovani a
fait paraître, en 1820, à Pavie, ses *Leçons sur la thérapeutique spéciale des inflammations*, rédigées d'après les
principes de la théorie de M. Tommasini. Depuis 1819, il
paraît aussi à Bologne, un *Journal de la nouvelle doctrine
médicale italienne*, rédigé par quelques professeurs et
médecins de cette ville, et destiné à recueillir tout ce qui
concerne la nouvelle doctrine.

idées de génies si distingués (45). Elle perdit un de ses principaux soutiens dans la personne du célèbre Raggi, professeur de clinique interne à Pavie, qui, depuis long-temps, réglait, pour la majeure partie, sa méthode curative, d'après les nouveaux principes (46). Elle perdit aussi, je puis l'assurer, un soutien futur, dans mon illustre prédécesseur le professeur Testa, qui m'avait déjà manifesté la grande importance qu'il attachait à quelques-unes des nouvelles maximes, et qui, de grand penseur qu'il était, avait déjà commencé à en expérimenter l'application (47) : enfin la nouvelle doctrine perdit encore un autre soutien dans le professeur Ignace Colla, mon collègue et mon concitoyen, qui, après avoir été contraire aux nouveaux principes, fut vaincu enfin par la force de la vérité, et réglait déjà d'après eux ses profondes leçons de matière médicale (48).

Telles sont les pertes que nous avons le plus à regretter pour l'avancement de l'art, et pour l'application bien entendue des nouveaux principes. Mais si vous-mêmes, chers élèves, à l'imitation de vos collègues d'autres universités célèbres de l'Italie, vous vous occupez de la méditation de ces principes, et si, sans vous éloigner de l'observation dont elles dérivent, vous en faites une juste application au traitement des maladies, j'ose me flatter que vous deviendrez de nouveaux soutiens de la bonne médecine : les pertes qu'elle pleure seront un jour réparées; et vous coopérerez vous-mêmes à la propagation et à la gloire de la *nouvelle doctrine médicale italienne.*

NOTES.

----

(1) Dans la partie historique de mes *Recherches sur la diathèse*, j'ai eu occasion de démontrer que les praticiens les plus instruits de tous les temps, à partir des premiers pères de la médecine, ont constamment eu en vue la division diathésique des maladies universelles. Il semble, en effet, que la nature même de la chose ait inspiré à tous ces distinctions de l'état morbide, qui correspondent à la diathèse dans le sens reçu aujourd'hui.

(2) Mon ouvrage sur la *Diathèse*, que j'indique ici, et dont j'ai, en différentes leçons, communiqué les principaux morceaux à mes élèves, durant l'année scolaire précédente, a déjà été imprimé en partie à Parme par Paganini il y a trois ans. Mais durant l'impression, je conçus l'idée d'y faire quelques changemens utiles, et ensuite j'ai cru convenable de donner à l'ouvrage une étendue beaucoup plus grande : c'est ce qui me détermina à en suspendre la publication. Aujourd'hui, le travail est déjà à son terme, et il ne tardera pas à voir le jour.

(3) Il s'est élevé, déjà depuis quelque temps, tant de voix, tant de bruits sur le compte des nouvelles doctrines médicales, et des changemens qu'elles ont causés dans la pratique de l'art, et on prétend les cen-

surer de tant de manières (ce qui dérive en général
de ce qu'on ne les connaît pas), que plusieurs médecins, et surtout les plus jeunes, se trouvent souvent
dans un fort grand embarras, quand ils doivent en-
treprendre le traitement de quelque maladie difficile
et dangereuse. Pour cette raison, j'ai cru nécessaire
de faire connaître au public, que la pratique, fondée
sur lés nouveaux principes, ne s'éloigne pas en effet,
autant qu'on le croit communément, de celle des médecins anciens les plus accrédités ; et que, lorsqu'elle
s'en éloigne, ce n'est que par une plus grande simplicité de maximes, et par plus de cohérence dans la
méthode curative.

(4) Dans mes leçons sur la diathèse, que je viens
de citer, j'ai fait voir clairement tout ce que la philosophie médicale doit à Jean Brown, et toute la reconnaissance que mérite ce grand homme, pour ses
profondes idées générales sur la vie, sur la santé et
et sur la maladie, et pour l'importance qu'il attacha à
l'étude de la diathèse. Et s'il est vrai, au moins à ce
que je pense, qu'Hoffmann, Baglivi et Cullen éclai-
rèrent en quelque sorte la route que Brown eut ensuite la force d'ouvrir le premier, on peut soutenir
de même que, sans les *Nouveaux élémens* du Professeur d'Edimbourg, les principes fondamentaux de la
doctrine actuelle n'auraient peut-être pas été décou-
verts, et qu'on n'aurait même pas conçu les idées si
utiles de la réforme moderne.

(5) Lorsque, dans les premières années de ma pra-

tique, j'étais partisan, quoique point toujours tranquille, de la méthode curative de Brown, je me souviens de m'être demandé souvent à moi-même l'explication de plusieurs contradictions pratiques, dont je n'étais point en état de me rendre raison ; de m'être trouvé embarrassé pour expliquer le grand nombre de cures heureuses, que ceux qui ne suivaient pas Brown, obtenaient à l'aide de méthodes entièrement opposées aux nôtres, et d'avoir presque rougi, en voyant quelques empiriques, à l'aide de leurs poudres, décoctions et pillules, pour la plupart purgatives ou drastiques, guérir des maladies obstinées que, la doctrine de Brown prétendait curables seulement par les excitans et l'opium. Voyez ce que j'ai dit à ce sujet dans mes *Recherches sur la fièvre américaine*. § 92.

(6) Il suffisait presque aux Brownistes qu'une maladie, même sthénique dans son principe, eût passé certaines limites, ou fût devenue chronique ou lente, pour déclarer qu'il s'était fait un passage de la diathèse sthénique à la faiblesse indirecte ; parce qu'ils croyaient que l'excitabilité s'épuise par une douleur continuée, ou par une excitation fébrile prolongée. Mais la pratique des anciens avait déjà enseigné, et la journalière le démontre tous les jours, que dans beaucoup de maladies, même très - anciennes, on retire de grands avantages de la méthode curative déprimante (alors appelée *résolvante*, *adoucissante*, etc.), et que souvent c'est la seule qui puisse, si non vaincre, modérer au moins les symptômes de beaucoup d'infirmités chro-

niques , et en arrêter les progrès. La phthisie peut servir de preuve à cette assertion.

(7) J'ai déjà indiqué dans mes *Leçons sur la diathèse*, que ce terme présente aujourd'hui une idée de
convention ; car le sens important qu'on attache à
la parole *diathèse*, depuis l'idée que Brown a voulu
exprimer par elle , surpasse de beaucoup le sens simplement étymologique de la parole.

(8) Lorsque, vers la fin de 1806 , je soutenais dans
l'académie de Parme la théorie du contre-stimulus, et
son application à la pratique , j'entendis m'objecter
que les idées que je proposais n'étaient pas celles de
l'illustre Rasori , et que la véritable doctrine de cet
auteur était encore entièrement inconnue. En effet,
ce n'était pas mon intention d'exposer les principes
théoriques, encore inconnus de mon illustre concitoyen,
et je ne prétendais pas non plus composer une doctrine. En regardant le *frisson* ou *l'abattement* de la
fibre comme l'effet des puissances contre-stimulantes , et en considérant, au contraire, la *turgescence*, la
tension, la *réaction* comme effets des stimulans , je ne
voulais proposer par ces idées que deux phénomènes
manifestement opposés, qui , dans l'état de santé , succèdent à l'application de l'une ou de l'autre classe d'a-
gens ; et offrir ainsi un exemple d'opposition directe
d'effets *positifs ,* entre des puissances également *posi-
tives*, appliquées à la fibre. J'attendais avec impatience
la publication de la doctrine du contre-stimulus, prêt
à réformer mes premières idées , si je les trouvais sans

fondement. Il me semblait cependant que ce mode d'explication, quel qu'il soit, n'altérait en aucune manière le fait principal, qui consiste en ce que l'effet des contre-stimulans est diamétralement opposé à celui des stimulans, et en ce que, par l'application des premiers, on guérit les maladies produites par les seconds, et *vice-versâ*; ce qui me semblait, d'après la lecture de l'ouvrage sur l'épidémie de Gênes, constituer le fait ou l'essence de la doctrine: (Voyez mes *Mémoires* insérés dans le Journal de la Société medico-chirurgicale de Parme, vol. 3, pag. 205-227 et 284-325.) Les Mémoires publiés postérieurement par Rasori lui-même *sur l'action de la digitale sur le système vivant, sur l'emploi de la gomme gutte dans les feux intestinaux*, etc., *sur le traitement des péripneumonies inflammatoires avec le tartre stibié*, me confirmèrent dans l'espoir, que j'avais déjà conçu, de ne pas avoir mal compris l'esprit de la doctrine, et d'être, ainsi que ses autres partisans, d'accord avec l'auteur en ce qui concerne l'application de la doctrine à la pratique.

(9) Voyez les *Recherches sur la fièvre américaine*, §. 91 et 92.

(10) Ouvrage cité §. 61, et note 28.

(11) Quoique l'illustre professeur Scavini, de Turin, ait adopté plusieurs de mes maximes exposées dans mes leçons de physiologie et de pathologie, et dans mon ouvrage sur la fièvre jaune, cependant il ne se montre pas entièrement persuadé du principe que j'ai

établi, que la phlogose, considérée en elle-même et dans les fibres qui en sont attaqués, et avant d'être passée à des désorganisations consécutives , est toujours un processus de nature sthénique , ou , dans le langage moderne, un processus de *stimulus*. Il manifesta ses doutes dans son excellent *Essai* sur l'inflammation , avec l'ingénuité qui lui est propre, et il montra en même-temps le désir de les voir dissipés dans le Mémoire que j'ai promis sur ce sujet. Ce travail sur l'inflammation, que différentes circonstances m'avaient empêché jusqu'ici de terminer et de publier , vient d'être achevé depuis peu ; et je l'ai communiqué à mes élèves dans différentes leçons de médecine pratique. Si je dois juger de la force des argumens que j'emploie , pour démontrer, que la phlogose , quant à ce qu'elle est en elle-même, est toujours un processus du stimulus, par l'impression qu'ils firent sur le grand nombre d'élèves , et même sur l'esprit de plusieurs experts et savans médecins qui assistèrent à ces leçons , je puis me flatter qu'ils convaincront le professeur Scavini lui-même. Cette dissertation sera publiée sous peu , et j'attendrai sur elle le jugement de mon savant correspondant, et d'autres qui , comme lui , aiment sincèrement les progrès de l'art. Je serai toujours prêt à abandonner mon opinion ou à la modifier , si je la vois combattue par des argumens plus forts, ou si je ne la trouve pas assez ferme en quelque partie.

En attendant, je crois qu'il n'est pas inutile de faire remarquer ici d'avance, que ceux qui admettent la phlogose asthénique , c'est-à-dire, dérivant de l'atonie des fibres et des vaisseaux , confondent très-probable-ment avec le processus phlogistique , ou avec l'acte même de la phlogose, certaines conditions morbides qui peuvent précéder ou occasioner un engorgement qui , par la distension des fibres qu'il produit, réveille ensuite les premières étincelles du processus inflam-matoire. Il faut remarquer aussi que la facilité avec laquelle l'inflammation passe à la gangrène , dans cer-taines circonstances et chez certains individus, se con-fond par quelques-uns avec les premiers pas très-ra-pides de l'inflammation elle-même , et qu'on ne peut en tirer aucune preuve en faveur de l'existence de l'in-flammation asthénique. Et en effet, faut-il regarder comme asthénique l'inflammation des extrémités cau-sée par le froid en Russie, parce qu'elle est occasionée par le froid lui-même ; ou parce qu'elle passe rapide-ment à la gangrène ? Cette inflammation n'est-elle pas curable par l'eau froide et par la neige, dans le court espace de temps où elle est encore susceptible d'être traitée et arrêtée? Il faut observer enfin , que l'on a tort de citer, à l'appui de l'inflammation prétendue as-thénique, certains cas, et certaines opérations chirur-gicales au moyen desquelles on cherche à augmenter l'inflammation elle-même, ou à la développer dans les parties voisines d'une portion attaquée de lente in-flammation, afin de détruire par une forte absorption, ou de détacher par une suppuration excitée à propos, cette portion elle-même si profondément altérée par une phlogose lente, que les moyens contre-stimulans ordinaires n'ont plus la force d'en opérer la résolution. Au moyen de telles opérations qui ne peuvent avoir lieu que dans des parties peu intéressantes à la vie, on ne traite pas véritablement l'inflammation avec les stimulans, mais on accroît pour ainsi dire la maladie pour détruire à la fois et la maladie elle-même et les fibres dans lesquelles elle a jeté de trop profondes racines. C'est surtout la chirurgie qui est propre à recti-fier les idées pathologico-pratiques sur l'inflammation. C'est à deux chirurgiens distingués, mes collègues et amis, le docteur Etienne Mistrali, professeur de cli-nique externe dans l'université de Parme, et Louis Ambri, professeur d'institutions chirurgicales dans la même université, que je suis redevable de la con-naissance d'un grand nombre de faits très-précieux, qui concourent à prouver que l'inflammation consiste toujours en un processus de stimulus : et c'est parti-culièrement au premier que je suis redevable de quel-ques vues importantes sur la nécessité où l'on se trouve quelquefois, comme je l'ai indiqué plus haut, d'augmenter la maladie pour détruire la maladie elle-même : je me suis particulièrement arrêté sur ce sujet dans mes leçons sur l'inflammation.

(12) En démontrant dans ces mêmes recherches sur l'inflammation, que le plus grand nombre des mala-dies proviennent d'une inflammation ou aiguë ou chronique, ou apparente ou cachée, je me suis aussi arrêté sur les phlegmasies et sur l'opinion que j'avais

déjà manifestée dans mes recherches sur la fièvre américaine : (§. 50 à 58) que dans ces maladies la py-
rexie dérive du processus phlogistique, et est entretenue par lui. Je ne prétends pas cependant qu'il soit
impossible que le premier mouvement fébrile , causé
par surcroît d'excitement ou de stimulus , ne puisse en
quelque cas précéder l'inflammation particlle. Mais ce
premier mouvement (comme je l'ai démontré au long
dans mes leçons sur la diathèse ,) est bien loin de
constituer une diathèse , et d'en avoir les caractères.
S'il ne se forme pas de processus diathésique en quelque partie, on parvient bientôt à arrêter et à éteindre
ce premier mouvement fébrile , en diminuant convenablement les stimulans , ou en appliquant des contre-
stimulans ; et si , malgré une prompte diminution des
stimulans , ce mouvement fébrile se maintient, s'augmente et parcourt des périodes déterminées , c'est
qu'il s'était déjà formé un processus phlogistique, soit
dans une membrane, soit dans un viscère , soit plus
profondément dans quelque portion du système san-
guin. Ces considérations, que j'ai développées dans
l'ouvrage indiqué , suffiront peut-être pour dissiper les
doutes du docteur Quaglia d'Alexandrie, au sujet de
mon opinion sur la phlegmasie , qu'il me communiqua
par lettres, il y a déjà quelques années.

(13) Dans mes *Recherches* indiquées plus haut *sur
la fièvre américaine* (page 459), je manifestai déjà le
soupçon que plusieurs affections convulsives opiniâtres
eussent pour cause une inflammation cachée et pro-

fonde, quoique limitée, du nevrilème, des méninges, et des enveloppes des nerfs, etc. Des observations ultérieures et des cas malheureux me confirmèrent par la suite dans cette idée : et l'ouverture des cadavres de quelques victimes d'un hystérisme opiniâtre (qu'on avait inutilement et peut-être fatalement traitées pendant plusieurs années, avec toute espèce de remèdes stimulans et calmans, afin de vaincre les convulsions), l'ouverture de ces cadavres, dis-je, me démontra que souvent ces maladies dépendent de quelque profond travail d'une inflammation sourde, plus ou moins étendue, qui tiraille, comprime, irrite en quelque manière des nerfs très-importans par leurs relations sympathiques. Le tic douloureux, la sciatique nerveuse, et tant d'autres modes de névralgie, certains lumbago opiniâtres, certaines affections convulsives des extrémités, qu'on reconnaît trop tard dépendantes de quelque degré de *spinitis*, quelle autre origine ontelles ces maladies, et celles qui leur sont analogues, sinon un lent processus phlogistique ou de quelque enveloppe des nerfs, ou de quelque partie qui exerce ainsi des tiraillemens ou des compressions sur des filamens nerveux importans ?

Pour ce qui regarde les affections nerveuses aiguës, et surtout ces fièvres qu'on considérait comme asthéniques parce que le système nerveux y est profondément affecté (note 26 de mes Recherches sur la fièvre d'Amérique), et qu'on croyait toujours curables avec la méthode stimulante, qui peut nier, après les faits exposés par le docteur Rasori dans son histoire de l'épidémie de Gênes, que dans le *typhus*, dans la *nerveuse*, dans la *pétéchiale*, il se développe presque toujours, à la suite de l'action première du principe contagieux inconnu, une diathèse de stimulus, un processus phlogistique curable par un traitement contre-stimulant convenable ? Qui jusqu'ici a répondu aux argumens et aux faits que j'ai exposés moi-même il y a déjà douze ans (voyez les Recherches citées §. 49, 59, 73, 76, 97, 112), et qui tendent à prouver que la fièvre jaune et les maladies congénères proviennent d'inflammation, et qu'elle n'est curable dans le peu d'instans où elle admet quelque traitement, que par la seule méthode antiphlogistique ? Les observations les plus récentes sur cette maladie, tirées des Annales de médecine étrangère, confirment toujours davantage ce que j'ai avancé, et font voir qu'aujourd'hui le traitement antiphlogistique de cette fièvre est presque universellement adopté par tous les praticiens. Je ne puis, à cette occasion, m'empêcher de rapporter ici un fait qui m'a été communiqué à Parme, en 1811, par M. Pellene, ci-devant auditeur au conseil d'Etat de France. Son père, homme maigre et d'une complexion délicate, avait été attaqué de la fièvre jaune aux Antilles. La maladie fit un cours terrible; on crut le cas désespéré : mais il échappa au moyen de vingt-deux saignées, par l'usage de forts purgatifs, et par un régime exclusivement antiphlogistique.

Dans mes Considérations pratiques sur le typhus,

j'ai fait voir à mes élèves l'application des faits exposés relativement à la fièvre américaine, à l'étiologie et au traitement de ces fièvres, soit qu'elles proviennent d'une contagion, soit qu'elles dérivent de toute autre cause externe. J'ai exposé les puissans motifs, qui me portent à croire que le processus morbide de ces fièvres n'est ordinairement qu'une phlogose plus ou moins forte et étendue des méninges, des enveloppes des nerfs ou du nevrilème : et enfin, j'ai fait voir que, sans exclure la possibilité d'affections nerveuses aiguës de diathèse opposée, il faut, dans le plus grand nombre des cas, regarder comme phlogistique la diathèse de ces maladies. En effet, l'abattement des forces musculaires et du pouls qu'on observe souvent dans ces fièvres, et qui était le principal motif pour lequel on les regardait comme asthéniques, ne peut pas davantage prouver que telle est leur diathèse, que la faiblesse du pouls dans certaines graves pneumonies et les défaillances dans la cardite, ne pourraient prouver la nature asthénique de ces inflammations. D'un autre côté, si l'on consulte les résultats des dissections pathologiques, et si l'on apprécie bien les faits que chacun de vous aura sans doute pu observer ; l'on voit que, sur cent morts de typhus ou de fièvre nerveuse, quatre-vingt-dix au moins nous présentent dans le cerveau les traces manifestes et les résultats d'une véritable inflammation. Si, dans les autopsies, on ne se limitait pas à l'examen des viscères les plus volumineux, et si l'on pouvait avec une égale facilité suivre les diramations des nerfs , et surtout de ceux qui se rendent aux organes vitaux, on trouverait probablement des traces de phlogose nerveuse, même dans les cadavres des morts de typhus dans lesquels le cerveau ne nous présente rien d'extraordinaire.

D'ailleurs, quand même on voulût admettre que l'action première et inconnue du principe contagieux soit irritante , on sait cependant que , lorsque les actions irritantes ont un certain degré de force, il leur succède bientôt un processus phlogistique dans les parties auxquelles la matière irritante est immédiatement appliquée, ou sur lesquelles elle agit particulièrement : on sait aussi que ce processus, quel que soit l'organe ou le système dans lequel il se développe, quelle que soit sa forme particulière , quelle que soit l'étendue où il se propage , constitue toujours un état de stimulus morbide qui , considéré par rapport aux effets qu'il produit, et aux remèdes qui en triomphent, est semblable à une phlogose quelconque , produite par des agens ordinaires. Une épine qui a pénétré dans un doigt, commence par irriter ; mais à l'irritation succède bientôt l'inflammation du doigt et du bras , qu'on guérit par la saignée et par les fomentations antiphlogistiques. Le virus vénérien est peut-être un agent irritatif ; mais , à l'irritation première de l'urètre , succède quelquefois l'inflammation la plus violente de l'urètre même , de la vessie , et des testicules : et, de même que si elle eût été produite par la chaleur, il faut faire plusieurs saignées pour la vaincre ; mais si on

ne parvient pas à l'arrêter, elle offre les mêmes résultats que les autres inflammations. Les miasmes de la
variole, de la rougeole, de la scarlatine, etc., seront
peut-être irritans : mais la variole est une maladie
phlogistique, qui exige souvent les secours antiphlogistiques les plus actifs : la rougeole en est une également : et la scarlatine est une phlogose très-visible de
la peau, semblable à une érysipèle produite par l'ardeur du soleil. L'analogie et l'induction nous conduisent donc et nous forcent même à regarder comme
phlogistiques, les effets et les conséquences du principe contagieux. Dans quelques cas, et dans quelques
individus peu susceptibles de processus phlogistique,
les effets du principe contagieux ne dépasseront peut-
être pas les limites d'une simple affection irritative ;
mais, pour peu que l'individu soit disposé aux processus inflammatoires, ou à la diathèse de stimulus,
il semble que les premiers effets qui succèdent à l'irritation consistent dans une inflammation probablement des membranes qui enveloppent les nerfs et le
cerveau, sur lesquelles il semble que cette contagion
agit électivement. Cette affection phlogistique des enveloppes du système nerveux doit produire des symptômes différens, et présenter des apparences diverses,
selon la différence des parties de ce système, qui en
sont attaquées : et comme, lorsqu'elle prédomine dans
les méninges, elle peut produire les phénomènes de la
frénésie ; de même, lorsqu'elle prédomine dans les
ramifications nerveuses, qui agissent sur les organes

du mouvement voluntaire , ou sur les organes vitaux , elle peut présenter les phénomènes du plus grave abattement des forces musculaires , ou de la faiblesse la plus dangereuse de la circulation. Cette étiologie des fièvres nerveuses contagieuses , me paraît si simple et si conforme aux faits, que je ne comprends pas comment on peut s'en faire une idée différente. En ne considérant les processus phlogistiques souvent graves, qui se développent dans le cours des maladies, que comme des complications accidentelles qui dépendent d'une diathèse préexistante, cela porterait nécessaire- ment au dilemme suivant : Ou le principe contagieux irritant a la force de faire naître ces complications , ou bien il n'influe point sur leur développement : s'il a la force de les faire naître , et de porter jusqu'au degré de phlogose cette diathèse préexistante, qui, sans l'ac- tion de la contagion n'aurait pas inquiété le malade ; alors , je le demande , n'est-ce point convenir avec moi qu'à l'action contagieuse et irritative, il succède des processus phlogistiques ? (dans l'un plus, dans l'autre moins, cela s'entend, selon la disposition de l'individu à la phlogose ; et cette différence s'observe aussi à la suite de l'action d'agens stimulans et communs.) Si le principe contagieux , au contraire, n'a aucune in- fluence sur la production de ces processus phlogisti- ques, il faudrait en conclure que, dans tous les morts de typhus qui présentent (et c'est la plus grande partie) des processus phlogistiques dans le cerveau, ou dans les méninges ; que, dans toutes les personnes affectées de gonorrhée, qui ont une inflammation de l'urètre, de la vessie, des testicules, et qu'on guérit avec les saignées, il se serait développé, même sans l'action de la contagion, une phlogose des méninges déjà préparée dans les premiers, et une orchite aussi préparée dans les autres : et chacun voit combien cette supposition serait absurde.

J'ai déjà démontré que, si l'on analyse les méthodes de traitement, suivies dans ces fièvres par les premiers praticiens de tous les temps, elles se réduisent en général à l'antiphlogistique, et que, si l'on excepte quelques contradictions que les temps excusent, ils ont toujours employé avec profusion les remèdes contre-stimulans. Lorsque je traite ce sujet, je ne puis jamais m'empêcher de rappeler à la mémoire le nombre immense de fièvres pétéchiales, que j'ai vu traiter avec succès, lorsque j'étudiais encore la pratique dans l'hôpital de Parme, par les médecins ordinaires de cette époque, les docteurs Dentoni et Alfieri, avec les émétiques, la crème de tartre, le tamarin, le petit-lait tartarisé, et les abondantes boissons antiphlogistiques. Je me rappellerai toujours, parmi un grand nombre d'autres cas, celui de Pierre Boni, qui, étant déjà sur le point de succomber à une pétéchiale, et déjà couvert de sueurs froides, recouvra, contre toute attente, la vie et la santé, en perdant plus d'une livre de sang par le nez. Je me souviens de même du cas de Jacques Cassani, encore vivant et ami de ma famille ; il était aussi déjà à l'agonie, lorsque, sur les instances du docteur Santarelli, de Macerata, mon savant ami, qui faisait alors sa pratique; le docteur Alfieri fit couper l'artère temporale au malade : et, à mesure que le sang sortait, il récupérait sa couleur naturelle, les forces et le sentiment.

Je passerai sous silence la multitude de cas, que je pourrais tirer de ma pratique, de fièvres nerveuses traitées heureusement avec la méthode contre-stimulante, même au temps du brownisme; car, à cause d'une certaine aversion que j'avais pour les remèdes volatils, je préférais depuis lors (les croyant stimulans) le vin stibié, le kermès minéral et la valériane ; et je ne désistais pas ensuite de faire usage de boissons acidulées très-abondantes, à cause des bons effets que je les avais vu produire, sous mes premiers maîtres. Je ne parlerai point des guérisons encore plus nombreuses de ces fièvres, obtenues avec une méthode entièrement antiphlogistique depuis l'année 1801, c'est-à-dire, depuis la publication de l'Histoire de l'épidémie de Gênes, par l'illustre Rasori, auquel je m'avoue redevable du premier changement intrinsèque de quelques maximes importantes : je ne m'arrêterai pas non plus à rappeler les cas nombreux dans lesquels, par une véritable faveur de la fortune, j'ai eu occasion par la suite de m'en trouver satisfait. Car en effet, la guérison des fièvres nerveuses graves ne dépend pas toujours uniquement d'un traitement adopté au besoin ; mais souvent elle dépend davantage d'une infinité de circonstances favorables, et surtout de pouvoir appliquer les

remèdes avant que le processus diathésique , qui souvent fait un cours précipité , ait produit des altérations
insanables. Je crois, cependant, qu'il sera utile de rapporter ici deux exemples de fièvres nerveuses , guéries
avec les saignées et les antiphlogistiques, quoique l'a-
battement des forces et les convulsions fussent arrivés
à ce degré extrême où ils inspirent la terreur aux plus
courageux, et font recourir d'ordinaire à toute autre
méthode de traitement qu'à la déprimante. Le comte
Giberto Arrivabene , de Mantoue , m'offrit un de ces
exemples. Je fus consulté à maladie déjà avancée, et
je trouvai le malade pâle, délirant, agité de soubresauts de tendons, avec un pouls très-petit, des convulsions aux muscles de la face, la pupille dilatée, etc.
La saignée et l'usage interne de boissons glacées le
tirèrent de cet état épouvantable, et lui rendirent la
santé. J'observai le second exemple dans mon savant
ami, le comte et prévôt Sanvitale, que j'allai visiter
dans sa résidence du prieuré , où il se trouvait attaqué
d'une fièvre nerveuse très-grave, qui le conduisit jusqu'aux dernières extrémités ; déjà il était délirant, il
avait des soubresauts, une respiration difficile et sonore, etc. ; et cependant, il dut sa guérison à des saignées répétées , à l'emploi abondant de préparations
antimoniales, en peu de paroles, à la méthode contre-
stimulante.

Mais il n'est pas nécessaire de remonter à des époques éloignées pour démontrer l'utilité du traitement
antiphlogistique, dans le plus grand nombre des fiè-

vres nerveuses et pétéchiales. Mon illustre ami, le professeur Raggi, enlevé malheureusement à l'université de Pavie, m'assura, il y a trois ans, que, dans la plupart des fièvres pétéchiales, il obtenait d'heureux succès du traitement antiphlogistique. Ses disciples se souviendront combien la dénomination de *peticula hypersthenica* était fréquente sous sa direction, sur les tableaux de l'Institut clinique ; et ce grave et profond praticien n'était point capable d'employer une méthode curative, qui ne répondît pas au diagnostic qu'il avait fait de la maladie. Le traitement antiphlogistique est de même employé par la plupart des médecins de Parme, dans la vaste épidémie de pétéchiales, à laquelle ce territoire est en proie dans cette année même ; et c'est par cette méthode qu'on obtient le plus grand nombre de guérisons. Le traitement qu'on emploie, est très-doux, il est vrai, parce que jusqu'ici la maladie est généralement légère ; quelque boisson antimoniale, des ventouses ou des sang-sues, d'abondantes boissons aqueuses avec le nitre, le tamarin, la crème de tartre et choses semblables, voilà en quoi il consiste. Mais si cette fièvre épidémique était asthénique ou de diathèse opposée à celle de stimulus, le traitement quoique léger, devrait être stimulant ; et sous le traitement antiphlogistique, la maladie pencherait vers une fin funeste, ou bien elle ne se guérirait qu'avec peine et difficulté. En peu de paroles, l'utilité d'un traitement antiphlogistique modéré prouve, à l'évidence, que, dans des cas plus graves, il faudrait agir avec plus de force, mais toujours dans le même sens. A Modène, où la même maladie régna long-temps, ce fut aussi la méthode antiphlogistique, à ce que j'ai appris par des relations ingénues, qui fut employée avec succès, dans le plus grand nombre des cas, par le célèbre professeur Ruffini et par deux autres médecins distingués, le professeur Pisa et le docteur Padova, qui eurent à traiter un grand nombre de malades. A Reggio, où cette maladie se répandit avec une grande violence, mon ami, le docteur Manzotti, sauva par le même traitement beaucoup de malades très-gravement affectés. Le docteur Marconi, de Saint-Ilario, et le docteur Umiltà, de Montecchio, emploient avec courage la même méthode sur le territoire de Reggio, et en ont obtenu et en obtiennent encore actuellement les plus heureux succès. D'autres amis, le docteur Louis Navaroli et le docteur Joseph Ferrari, employèrent aussi il y a quelques années, avec bon succès, cette même méthode dans une épidémie semblable de pétéchiales qui régna dans le territoire de Mantoue. Enfin ce fut par cette même méthode que mon ancien collègue le docteur Gasapina et le docteur Palazzini obtinrent les plus heureux résultats dans des cas semblables : et ce fut aux tendres soins du second, et au courageux traitement antiphlogistique qu'il employa, que le premier fut redevable de sa guérison.

J'acquiers aussi tous les jours des preuves convaincantes de l'utilité de la méthode contre-stimulante dans les fièvres nerveuses, en visitant notre institut clinique, l'hôpital civil et celui de l'abbaye dans lequel on reçoit les malades de pétéchiale. Dès l'année passée, mes élèves virent l'utilité de cette méthode dans le petit nombre de cas de fièvres nerveuses dans lesquelles l'art put à temps employer ses secours ; et dans quelques malades qui entrèrent dans l'hôpital à maladie si avancée, qu'ils moururent peu de temps après, on trouva toujours, en ouvrant leurs cadavres, les méninges enflammées, adhérentes et même épaissies, les vaisseaux du cerveau gorgés de sang, des épanchemens de ce liquide dans le crâne, etc. Cette année-ci, on a eu soin de ne point recevoir les malades de cette fièvre à maladie trop avancée, et déjà ceux qui correspondent aux numéros progressifs 6, 8, 32, 33, 44, 48, 49, 60, 66, dont plusieurs étaient très-aggravés, et qui furent tous traités avec la méthode contre-stimulante, et même avec des saignées selon les circonstances, et toujours avec le meilleur succès ; déjà ces malades, dis-je, ont démontré aux élèves, que, dans le plus grand nombre de cas, la fievre nerveuse est liée à un processus de stimulus ou phlogistique, et que le traitement contre-stimulant, quand on peut l'employer à temps, est le seul qui puisse en arrêter les progrès et en prévenir les conséquences. Chez M. Conti, praticien de cette école, (nº. progressif 54,) la maladie arriva à de telles extrémités, qu'il est fort rare qu'on puisse en revenir. Déjà il était couvert de la pâleur de la mort, déjà il avait les yeux ternes, le front baigné d'une sueur visqueuse, la respiration difficile, le pouls incertain, intermittent, très-faible : cependant il fut arraché à ce péril extrême, par l'extraction de beaucoup de sang, au moyen de sangsues appliquées aux tempes. Je me déterminai à cette tentative, à cause des avantages qu'on avait précédemment obtenus de la saignée, pour calmer le violent mal de tête dont il était accablé. Non-seulement le malade récupéra par ce moyen le pouls, la couleur et le sentiment ; mais, ce qui plus est, la diathèse, qui n'était pas encore vaincue, produisit un nouveau mouvement fébrile, et des phénomènes graves à la poitrine, qu'on ne parvint à vaincre qu'au moyen de trois autres saignées. Cette guérison a prouvé à mes élèves, que, dans les fièvres nerveuses, le processus phlogistique non-seulement peut-être grave, mais que quelquefois il est aussi fort opiniâtre. D'autre part, l'expert docteur Comelli, assistant à l'institut clinique et médecin ordinaire de l'hôpital civil, qui suit la même méthode dans le traitement des fièvres nerveuses et pétéchiales, me confirme tous les jours davantage dans l'idée et dans la pathologie de cette terrible maladie par les succès les plus heureux qu'il obtient dans ledit hôpital civil et dans celui où l'on traite les typhus, succès qui s'étendent par conséquent sur un nombre de cas beaucoup plus considérable.

Je ne nie point que, dans beaucoup de fièvres nerveuses pétéchiales, il y ait peu de diathèse, pour me servir de l'expression de l'illustre Rasori. Je sais

que c'est des circonstances et de la susceptibilité
du malade, que dépend le développement d'un phlogose plus ou moins intense, d'un processus phlogistique
plus ou moins profond et étendu, à la suite de l'irritation opérée par le principe inconnu de la contagion;
comme il dépend de la même susceptibilité qu'un
coup de soleil produise plutôt une légère céphalée
qu'une phrénite violente. (Voyez Recherches sur la
fièvre américaine, §§. 138 — 144, et notes 120 et
127.) J'accorde aussi qu'un principe irritant, contagieux , introduit dans l'organisme , ne peut être
dompté par des moyens ordinaires, et qu'il ne cesse
de troubler l'ordre des mouvemens, qu'après avoir
perdu sa force par un moyen quelconque, et après
un temps déterminé ou bien lorsqu'il a été expulsé du
corps. Cependant quoique ce principe ne puisse être
dompté par les secours ordinaires de l'art; quoiqu'il
continue à agir et à irriter durant un temps déterminé
qu'on ne peut abréger, on pourra néanmoins vaincre
en attendant le processus phlogistique, que cette irritation a réveillé dans des sujets disposés à la phlogose,
de la même manière qu'on peut vaincre par un traitement antiphlogistique adapté (recommandé par le
grand Sidenham et employé par tous les praticiens,
sans en exclure la saignée) l'inflammation violente
de la peau et des viscères qui se développe, dans
beaucoup d'individus , par la contagion de la variole. (Voyez Recherches sur la fièvre jaune, §.
146.) Dans les cas nombreux où , à cause de peu ou

*

point de susceptibilité pour la phlogose, la maladie se limite à un désordre irritatif, il suffira sans doute de délayer la matière irritante avec d'abondantes boissons, et d'observer le malade tant que l'irritation persiste : mais tout processus diathésique, soit fort, soit léger, qui pourrait succéder à l'irritation, sera de nature phlogistique pour les raisons que nous avons exposées ; et si la nerveuse asthénique ou *de défaut de stimulus* existe, ce que je ne nie point, je ne crois pas qu'elle soit jamais telle lorsqu'elle provient d'une contagion *. Il suffit de lire les observations des an—

----

* L'auteur admettait encore, en 1805, l'existence du typhus asthénique, mais il a par la suite corrigé ses idées à cet égard. Ce qu'il dit ici pourrait faire croire qu'il admet encore l'existence d'une vraie fièvre nerveuse asthénique ; mais je crois qu'il indique ici par l'expression *nerveuse asthénique* ce que l'on a appelé la *fièvre lente nerveuse* d'Huxham. Le groupe de symptômes auquel on a appliqué ce nom, n'est le plus souvent, selon M. Tommasini, qu'une fièvre nerveuse d'excès de stimulus, accompagnée de symptômes adynamiques très-prononcés. Il croit, cependant, qu'on a confondu sous la même dénomination une maladie d'une nature tout opposée, consistant dans un véritable état de contre-stimulus très-profond, qui se présente avec les mêmes apparences, mais qu'on ne peut appeler *fièvre*, puisque dans tout son cours elle ne présente jamais aucun des caractères de la fièvre : c'est cette dernière maladie qu'il regarde comme une *nerveuse asthénique*. Dans d'autres ouvrages il s'est expliqué plus clairement : dans sa seconde lettre sur le typhus, publiée en 1818, il a déclaré que *les véritables fièvres nerveuses sont toujours phlogistiques* ; et voici ce qu'il a dit à ce sujet, à la page 201 de ses *Considérations sur l'Inflammation*, publiées en 1820 :

ciens sur les fièvres appelées autrefois pétéchiales nerveuses, malignes, et surtout les ouvrages de Trallien, de Pierre de Castro, de Settala, de Sydenham et de De Haen; il suffit d'examiner les observations et les ouvrages qui concernent la peste du levant, la fièvre jaune, en supposant qu'elle soit contagieuse, et les épidémies de fièvres contagieuses qui régnèrent à différentes époques en Toscane, en Ligurie, en Lombardie, etc.; il suffit, enfin, de consulter les résultats des autopsies, pour se convaincre entièrement de la nature phlogistique du processus qui se développe dans ces fièvres.

Ces considérations, sur lesquelles je me suis entretenu un peu diffusément à cause de la circonstance d'une épidémie qui règne actuellement, prouvent en attendant que le plus grand nombre de fièvres nerveuses aiguës ont pour base un processus phlogistique. Si l'on ajoute à cela qu'un grand nombre d'*affections nerveuses chroniques* proviennent de ce même pro-

----

« Dans les derniers écrits que j'ai publiés, et dans mes leçons
» sur la fièvre, j'ai corrigé l'idée que j'avais, il y a quinze ans,
» que la fièvre continue pût, dans quelques cas, être asthénique.
» Les faits m'ont forcé à baser sur quelque condition phlogis
» tique l'étiologie de la véritable fièvre continue, et parconsé
» quent de la nerveuse, sans exclure tout au plus, que dans
» quelques cas, la fièvre puisse être entretenue par une irritation,
» qui est une condition bien différente du défaut de stimulus,
» et qu'on guérit par des remèdes tout autres que des stimu
» lans. »

cessus, quoiqu'il soit circonscrit à quelques points seulement; si l'on observe que plusieurs apoplexies, plusieurs tétanos, plusieurs épilepsies en dérivent souvent aussi; il en résulte clairement combien la phlogose prend de part à produire et à entretenir cet ensemble, soit aigu, soit chronique, de phénomènes nerveux auxquels on attribue jusqu'ici une cause toute différente et même opposée. Que dirons-nous ensuite des fièvres gastriques et bilieuses, qui, à peine sorties des limites des affections irritatives, montrent clairement qu'une phlogose gastro-hépatique les soutient et les alimente ? (Voyez *Recherches sur la Fièvre jaune*, §§. 89 — 95.) Que dirons-nous de la phthisie, des scrophules, des obstructions, des physconies diverses, qui sont toutes indubitablement des inflammations sourdes et lentes ? que dirons-nous de la famille infiniment nombreuse des affections cutanées qui sont autant de phlogoses lentes de la peau, présentant différens types ? enfin, que dirons-nous des maladies exanthématiques, telles que la variole, la scarlatine, la rougeole, etc., dans lesquelles il est certain qu'à la suite de l'action (d'abord irritante si l'on veut) du principe contagieux, il se développe une phlogose cutanée d'un type particulier ? Mais ce sujet me porterait trop loin si je voulais m'arrêter sur l'inflammation des vaisseaux sanguins, qui est plus fréquente qu'on ne le croit communément, et qui est la source et l'aliment secret de beaucoup de maladies auxquelles on a généralement attribué une origine toute diffé-

rente. Dans mon traité sur l'*Angioite*, j'ai déjà fait voir
diffusément que non-seulement beaucoup de fièvres
qu'on croit primitives, ont pour origine et pour foyer
diathésique une inflammation des vaisseaux sanguins :
(Voyez aussi les *Recherches sur la Fièvre jaune*,
§. 50 à 52 et les notes correspondantes); j'y ai indiqué que non-seulement le plus grand nombre des
anévrismes proviennent d'un processus phlogistique,
qui souvent est limité à quelques points seulement de
l'artère, dont les tuniques s'épaississent et se dénatu-
rent dans leur texture, et que dans la chlorose, il s'agit
souvent d'une phlogose de la membrane interne des
vaisseaux ; mais j'ai démontré aussi que la plupart des
phénomènes qu'on appelle hypochondriaques, plusieurs
flatulences accompagnées d'habitude chlorotique et de
vibration dans les vaisseaux et surtout dans l'aorte des-
cendante, qu'on regardait généralement comme des
affections nerveuses et comme des asthénies intes-
tinales, et qu'on traitait inutilement avec l'éther et les
liqueurs ; j'ai démontré, dis-je, que toutes ces affections
cèdent admirablement au fer, aux amers, à la scille,
et que ce sont autant d'*angioites*. Ainsi, en résu-
mant tout ce que je viens de dire, il me paraît
avoir, avec raison, déclaré dans cet ouvrage, que la
majeure partie des maladies qui affligent l'humanité,
sont de provenance phlogistique ; et de ne pas avoir dit
sans fondement, dans un autre endroit, que le cata-
logue des maladies profondes et des morts est pres-

que entièrement marqué du sceau de l'inflammation.
(*Fièvre américaine* , note 33.)

(14) Je ne nie point absolument la possibilité de
cette condition morbide, appelée par Brown *faiblesse
indirecte*, à laquelle je crus cependant donner plutôt
le nom de *faiblesse relativement directe* ou *absolue*.
(V. *Recherches sur la Fièvre américaine*, note 13); car,
en effet, elle se réduit à une diminution de l'excitement, parce que les stimulans ordinaires sont insuf-
fisans pour le soutenir. Je ne nie point, dis-je,
qu'il existe le cas d'un buveur tellement habitué aux
forts stimulus du vin et des liqueurs spiritueuses.,
qu'il devient chancelant et inepte à ses occupations
ordinaires, pour peu qu'il cesse d'en faire usage, et qu'il
ne recouvre la vigueur de ses membres qu'après avoir
bu de nouveau : ce qui me rappelle l'expression bril-
lante de Gaubius : « *Hesternam crapulam nova pocula
solvunt.* » Je pense cependant que cet état, lorsqu'il
ne se développe point de phlogos·, se réduit à un
effet de l'habitude, à un besoin de forts stimulans
qui dérive de ce que la fibre est incapable de sentir
l'impression des médiocres, et je pense aussi que l'on
peut, dans ces cas, soutenir l'excitement au degré convenable à la santé, par l'application de stimulans
proportionnés au besoin ; de même qu'on pourrait
peut-être rétablir les conditions vitales dans leur état
naturel en diminuant par des gradations très-lentes
l'usage journalier des stimulans et en y substituant

peu à peu des alimens propres à réparer les pertes que la fibre a souffertes. Je crois aussi qu'il est essentiel de distinguer de l'état dont nous parlons, l'ivresse qui est, au contraire, l'effet d'un stimulus excédant, et est curable par le froid et par les remèdes contre-stimulans; mais il arrive très-rarement, à ce que je crois, que cet état qui consiste dans un besoin habituel de stimulans, succède à l'abus des stimulans; car, il arrive trop facilement et trop fréquemment que cet abus occasione le développement de quelque processus phlogistique, soit aigu, soit chronique, qui enfreint bientôt les lois de l'habitude; et alors, la fibre ne supporte plus de stimulans; ni forts, ni médiocres; en un mot, la diathèse est de stimulus, et est curable seulement au moyen des remèdes contre-stimulans. C'est ce qu'on observe en effet dans les buveurs, qui, dès qu'il s'est développé chez eux la *gastritis* ou l'*hepatitis potorum*, ne peuvent plus supporter le vin. La maladie consiste dans une lente diathèse phlogistique, et s'il y a quelque moyen de guérison, il consiste uniquement dans l'emploi des remèdes propres à vaincre cette lente inflammation. (Voyez les *Recherches sur la Fièvre d'Amerique*, notes 30 et 35). Il est surtout digne de remarque que, dans presque toutes les maladies où les Brownistes criaient à la *faiblesse indirecte*, il s'agit, au contraire, d'inflammations chroniques déjà établies, et curables seulement par la méthode contre-stimulante. Nous avons déjà eu l'occasion de démontrer cette vérité au moyen des faits mêmes, dans plusieurs malades reçus dans l'institut clinique, chez lesquels se réunissaient les causes et les caractères de la *faiblesse indirecte* de Brown, et que l'on a néanmoins guéris au moyen des contre-stimulans *.

(15) Il ne faut pas caractériser la diathèse d'après les symptômes de la maladie, ou d'après la faiblesse,

---

(*) M. Broussais, dans son examen de 1821, a professé sur la faiblesse indirecte de Brown, des principes analogues à ceux que M. Tommasini a apposés dans son traité de la fièvre jaune et dans cet ouvrage.

« S'il est certain, dit-il, que bien des buveurs s'accoutument » aux liqueurs spiritueuses, au point qu'ils en supportent, sans » ivresse, des doses qui auraient compromis leur santé quel- » ques années auparavant, il n'est pas moins avéré qu'une foule » de personnes n'acquièrent point ce privilége, et ne peuvent » jamais dans ces sortes d'excès, dépasser certaines limites. » Brown a donc eu grand tort d'appliquer cette proposition à » tous, sans exception. Mais pourquoi n'a-t-il pas ajouté que » tous les ivrognes finissent, au bout d'un certain temps, par » s'enivrer avec des quantités d'autant moins considérables qu'ils » ont fait plus d'excès, et cela, long-temps avant qu'on puisse » en accuser la faiblesse amenée par l'âge. Il est clair que, chez » ces derniers, l'incitabilité n'a pas été consommée, mais plutôt » accumulée, ce qui renverse une des principales colonnes du » Brownisme. » *Examen* 1821, tom. I, pag. 63, 64, et plus loin, à la page 65, il déclare que « l'homme épuisé par les excès du » vin et qui tombe dans l'hydropisie, s'affaiblit par les suites » d'une phlegmasie latente, le plus ordinairement gastrique, » quelquefois universelle dans les viscères, et non par l'épuise- » ment général de l'excitabilité. »

pour ainsi dire, physiologique du malade*, mais d'après la nature des remèdes qu'on trouve être utiles. Au lieu d'employer les dénominations de *diathèse sthénique* ou de *stimulus*, et au contraire de *diathèse asthénique* ou de *contre-stimulus*, appelez la première, *état morbide curable avec les contre-stimulans*; appelez le seconde *état morbide curable avec les stimulans*, et vous verrez combien il est vrai, en pratique, que la plupart des maladies sont curables par la méthode contre-stimulante. Qui dirait, en ne considérant que la faiblesse physiologique et les apparences, que certains malades d'une extrême gracilité sont capables de supporter et soustractions de sang, et purgatifs, et émétiques, et qu'ils ne peuvent être sauvés que par ces moyens des désorganisations dont ils sont menacés? J'en pourrais rapporter cent exemples, tirés de la longue pratique que j'ai faite à Parme; mais je me contente de rappeler ceux que j'ai cités dans le huitième volume du Journal médico-chirurgical de Parme, pag. 257, note 1re. Pour ce qui regarde la gracilité et la fai-

---

(*) M. Tommasini entend par *faiblesse physiologique* celle qui résulte de l'imperfection et de la faiblesse des fonctions; elle peut dépendre soit d'excès soit de défaut d'action vitale. Dans une phlegmasie où il y a certainement excès d'action vitale, le malade est cependant faible *physiologiquement* dans l'appareil musculaire, etc.

Le professeur nomme ensuite *faiblesse pathologique* celle qui consiste toujours essentiellement dans une diminution de l'action vitale. Il fait la même distinction à l'égard de l'état *de force*.

blesse extrême des forces, je ne puis jamais oublier le cas d'une dame de Parme (madame Cécile Tonani), chez laquelle on avait déjà reconnu une phthisie pulmonaire, accompagnée d'expectoration de beaucoup de matière purulente et de sueurs abondantes. Elle était extrêmement maigre, et les traits du visage annonçaient déjà une mort prochaine : cependant, on parvint plusieurs fois à calmer, au moyen de la saignée, la fièvre qui se rallumait, et le stimulus morbide qui menaçait une vie si affaiblie ; et ce fut avec surprise que moi et mon collègue, le professeur Louis Ambri, nous la vîmes se maintenir vivante au moyen de la méthode antiphlogistique.

Je fus également fort surpris moi-même des avantages que j'obtins de cette méthode, dans une vieille servante de la maison Buralli, à Parme. Cette femme éprouvait constamment un sentiment de langueur, elle avait le pouls extrêmement faible, elle était grêle et décharnée : tout cela joint à un âge avancé m'avait déterminé d'abord à employer les excitans, pour traiter les vertiges, les tremblemens et les défaillances dont elle était continuellement menacée. Le mauvais succès de cette méthode me détermina à employer l'opposée ; et les soustractions de sang, qui semblaient être contre-indiquées par l'âge et par l'aspect du malade, dissipèrent les symptômes morbides, et lui donnèrent une vigueur et une santé dont elle ne jouissait pas auparavant. Qui aurait cru, en ne considérant que les symptômes d'abattement vital, que les asphyxies, décrites par le célèbre

Curry, pussent se guérir par les contre-stimulans, et que l'on pût guérir aussi par le froid celles produites par le froid même ? (Voyez *Bibliothèque britannique,* tome 59, page 355 à 365.) Qui aurait cru que les saignées , et les contre-stimulans dussent produire des avantages aussi sensibles dans les malades de la clinique , qui correspondent aux numéros progressifs 18, 22, 28 et 40 de l'année passée ; 42 , 59 , 84 de l'année actuelle ? Qui ne serait tenté , d'après les apparences symptomatiques , de croire asthénique , et de traiter avec l'opium et l'éther, une entérite dans laquelle la malade présente un pouls petit , faible , irrégulier, des sueurs froides au front , les yeux enfoncés et une physionomie de mort ? Et cependant, s'il y a encore quelque moyen de guérison, il consiste uniquement et entièrement dans des saignées généreuses. Enfin , si l'on ne considérait que les formes des maladies et surtout celles qu'on place plus généralement parmi les asthéniques , qui pourrait jamais soupçonner que, parmi les cas nombreux de cholera (maladie qui est presque toujours curable par l'opium et par l'éther), il y en ait quelques-uns où cette maladie dépend de diathèse de stimulus, et est curable par la saignée et la méthode antiphlogistique ? Cependant, une malade de cholera , pour laquelle je fus consulté il y a quelque temps, par le docteur Comelli , médecin assistant dans l'hôpital clinique , et médecin ordinaire de l'hôpital civil, fut heureusement guérie par les saignées et par la méthode antiphlogistique , que ce médecin employa d'abord, et dont j'ai ensuite moi-même approuvé l'usage. Le tétanos est de même généralement regardé comme une maladie nerveuse et spasmodique, qu'il faut toujours traiter avec l'opium et les frictions excitantes. Cependant, la jeune fille, affectée d'un tétanos partiel, qu'on reçut l'année dernière dans l'hôpital clinique, fut guérie avec les antiphlogistiques; et les cas rapportés par Ramel, Ackermann, Schaet et Truka, de tétanos guéris avec le mercure et la saignée, prouvent que cette terrible maladie peut dépendre elle-même de diathèse de stimulus. Il ne peut se présenter de cas plus propre à démontrer cette vérité, que celui de M. Bonetti, pour lequel je fus appelé à Mantoue en octobre 1814. Il fut attaqué d'un grave tétanos, dont il guérit après une longue maladie par le moyen de saignées réitérées, et de toute espèce de remèdes drastiques et antiphlogistiques. Quant à ce qui concerne certaines affections chroniques, qu'on croit constamment asthéniques d'après la manière de penser ordinaire, telles que l'impuissance des membres inférieurs, les rhumatalgies, le lumbago, la sciatique chronique, ces mêmes maladies m'offrent plusieurs exemples qui prouvent la fausseté de cette maxime. Je vis l'année dernière, avec le docteur Venturoli, assistant de la clinique externe et chirurgien ordinaire de l'hôpital de la *Vita*, une dame affectée de semi-paralysie de la cuisse gauche, sans aucun indice de gonflement phlogistique. Cette dame, qui était d'un tempérament faible, guérit

parfaitement par l'application des sangsues à la vulve,
et par les purgatifs. L'affection rhumatique chronique
no 10, s'améliore de jour en jour; et le malade recouvre peu à peu un meilleur aspect de santé par
l'usage des drastiques et des émétiques. La malade de
sciatique chronique, n° progressif 51, n'ayant retiré
aucun avantage de l'usage continué des purgatifs, je
pris alors en considération qu'elle avait l'aspect grêle,
qu'elle ne présentait ni fièvre, ni indices de stimulus
dans le pouls, ni chaleur plus forte que l'ordinaire,
et je la traitai avec l'opium; comme, malgré un traitement si décisif, l'état morbide persistait toujours,
je crus devoir retourner aux antiphlogistiques; et les
saignées, qui présentèrent un sang visiblement couenneux, guérirent la malade comme par enchantement.

(16) Dans une de mes leçons sur la diathèse, j'ai
démontré, d'après les faits les plus connus, que, dans
plusieurs cas, il se développe sans aucun doute (quel
qu'en soit le mode ou le moyen), une diathèse de stimulus ou un processus phlogistique, à la suite de l'action fort manifeste de puissances débilitantes, et au
milieu de l'abattement vital le plus prononcé, et que
ce processus ne peut se guérir qu'à l'aide d'une prompte
méthode contre-stimulante. Pour prouver cette assertion, il me suffit de citer les exemples d'Angioite produite par la terreur, sans l'action intermédiaire d'aucun
stimulus, et qui, cependant, ne se guérit que par la
saignée; il me suffit de citer ensuite la fièvre violente
qui succède bientôt à l'abattement, qui est l'effet pri-

mitif d'une forte chute ou d'une commotion, ainsi que l'inflammation des extrémités, occasionée dans le nord par un froid continué sans interposition de chaleur, et qu'il faut traiter par le froid même, pour la guérir, et pour empêcher son rapide passage à la gangrène.

Il est vraiment difficile (c'est ainsi que je m'exprimai dans une des leçons citées), il est vraiment difficile, peut-être même impossible d'expliquer comment ce surcroît d'excitation, et ce développement d'une phlogose peuvent avoir lieu au milieu, et par suite de la diminution des actions vitales. Les prétendus mouvemens de la nature médicatrice si vantés par les anciens, lors même qu'ils fussent constamment salutaires (et ils ne le sont certainement pas quand il se développe une inflammation, une angioite, une péritonite puerpérale), n'exprimeraient autre chose que la réaction vitale dont nous cherchons l'explication, et renfermeraient aux yeux d'un philosophe rigoureux une pétition de principe trop manifeste. Ce serait toujours un phénomène que ce développement d'une diathèse, d'un processus de stimulus à la suite d'un défaut de stimulus ou d'excitation. Cette action mystérieuse dépendrait-elle jamais du concours de conditions vitales et hydrauliques ? Car, il ne faut point se concentrer dans l'étude de la vie jusqu'au point d'oublier les conditions physiques de l'organisme. Certaines parties plus sensibles, et plus exposées à l'action des puissances débilitantes ou contre-stimulantes, s'en ressentiraient – elles davantage, et seraient – elles

contre-stimulées, plutôt que les autres ? Les vaisseaux capillaires étant plus exposés que les autres
parties à l'abattement produit par contre - stimulus,
le sang serait-il ainsi concentré dans les grands
vaisseaux, et y produirait-il par la distension un stimulus capable de provoquer un excitement phlogistique ? Je n'oserais soutenir cette idée, car trop de
réflexions m'en empêcheraient ; mais je trouve fort
excusable le grand Boerhaave, de ce qu'au milieu de
ces ténèbres, il se soit permis de proposer une pareille
hypothèse , et de dériver de l'obstruction des petits
canaux , la *répulsion* du sang dans les plus grands,
ainsi que la réaction consécutive et proportionnée du
cœur. Quoi qu'il en soit, c'est un fait incontestable
que souvent il se développe une excitation excessive,
un mouvement fébrile , une inflammation à la suite de
l'abattement ou de l'état de contre-stimulus, qui sont
l'effet immédiat des puissances débilitantes comme le
froid, ou contre-stimulantes comme les poisons ; ou
même par l'action de celles qui produisent douleur
et désordre dans les parties, comme serait la commotion cérébrale. Il est certain que de grands hommes
de tous les temps, tels qu'Hippocrate , Galien, Stahl,
Van Helmont, Hoffmann , Boerhaave , Baglivi, Gaubius, Cullen, Darwin , Reil , Giannini, Monteggia,
et tout récemment l'ingénieux docteur Botto, dans son
Mémoire sur la commotion cérébrale, ont été frappés
de ce phénomène : et plusieurs ont même tâché d'en
donner l'explication. Ce qui prouve au moins que ce

fait a été universellement et souvent vérifié : et il est bien étonnant que Brown seul ne l'ait point vu, et pris en considération. Enfin, c'est encore un fait, que cet abattement, ou cet état de contre-stimulus primitif, peut quelquefois être ou mortel ou permanent, sans que cette réaction y succède toujours nécessairement ; comme il est prouvé, d'autre part, que, dans des cas différens, il peut se développer un processus de stimulus à la suite de ce premier abattement. Cullen eut tort de considérer trop généralement le spasme (qui correspond à l'état de contre-stimulus) comme un premier chaînon nécessaire au développement des fièvres et de l'inflammation : mais Brown eut tort aussi de regarder le spasme comme un signe caractéristique de la faiblesse (voyez *Abrégé de la nouvelle doctrine*, §. 98), et d'exclure jusqu'à la possibilité qu'il pût lui succéder une réaction phlogistique *.

---

* Pour ce qui regarde la réaction vitale, M. Broussais est presque entièrement d'accord avec M. Tommasini : car il admet *qu'une cause essentiellement débilitante peut devenir une cause puissante de phlegmasie et de névrose.* Mais il croit pouvoir rendre raison du phénomène, par les lois qui président à la conservation de la vie. « Pendant que le froid, dit-il, affaiblit ou

» diminue l'incitation dans l'organe cutané, les lois qui prési-
» dent à la conservation de la vie, déterminent une sur-incita-
» tion dans le tissu fibreux des articulations ou des muscles,
» dans la muqueuse, la séreuse ou le parenchyme du poumon,
» dans les membranes de l'appareil gastrique, etc.

» L'exercice des lois vitales produit encore des résultats à peu
» près analogues sous l'influence de la faim poussée à l'excès,

(17) Quand les faits sont certains, la difficulté ou l'impossibilité de les expliquer ne peut nous autoriser à les nier ou à les négliger. Combien de fois n'arrive-t-il pas dans le cours d'une fièvre certainement hypersthénique ou de stimulus excédant (dans une synoque, par exemple), dans une fièvre qu'on doit, par conséquent, traiter et qu'on traite avec succès par la méthode contre-stimulante; combien de fois n'arrive-t-il pas, dis-je, que le malade soit pris parmi les autres symptômes, d'un vomissement spontané? Qu'on examine l'état du malade au moment de ce vomissement. On verra qu'il arrive par son influence ce que l'on cherche d'obtenir par le moyen des remèdes ; la chaleur fébrile se calme, et le stimulus diminue. Dans plusieurs cas où la diathèse est très-legère, ce vomissement spontané suffit pour la détruire. Mais lorsque la diathèse est grave, il ne peut la dissiper ; et il faut, pour obtenir cet effet, continuer successivement l'application de moyens contre - stimulans actifs. Mais il n'en est pas moins vrai que, durant le vo-

---

» sans celle des alimens débilitans et des passions dépressives.....?
» C'est ainsi que les voies gastriques , révoltées par la présence
» des alimens mal digérés, ou par la douleur inséparable de la
» faim prolongée , éprouvent une incitation qui allume une
» phlegmasie dans leur membrane muqueuse ; c'est en vertu de
» la même loi que la douleur causée par le chagrin, accumule
» l'incitation et avec elle le sang et l'influx nerveux dans le cerveau, le poumon, le cœur ou l'appareil digestif. » *Examen,*
tome I, page 68.

*

missement, le degré de stimulus est diminué, et que le malade ne supporterait pas dans ce moment l'application des moyens qui seront ensuite supportés et même nécessaires. Dans une hémorrhagie de diathèse de stimulus, la perte de sang diminue elle-même la cause qui l'a produite; qui pourrait le nier? Si la diathèse est légère, l'hémorrhagie détruit l'état morbide, et le symptôme devient le remède de la maladie. Si la diathèse est grave, il faudra, malgré la perte de sang spontanée, pratiquer des saignées et administrer des contre-stimulans; parce que le stimulus morbide subsistera encore dans les artères, quand même elles fussent privées de la moitié du sang qu'elles contiennent dans l'état naturel. Mais on ne peut nier, d'ailleurs, que la perte de sang, quoique spontanée et symptomatique, ne soit en elle-même un moyen antiphlogistique, et qu'elle peut quelquefois jeter la machine animale dans un état, quoique passager, de contre-stimulus ou d'abattement assez grave pour exiger la suspension momentanée des moyens qu'on pourra, par la suite, employer avec avantage. On peut dire la même chose au sujet de la douleur, de l'abattement douloureux et d'un froid intense symptomatique. Quand la diathèse est forte et a jeté de profondes racines, cet état passager de dépression, ne suffit point pour la détruire, et quelque temps après elle reprend sa marche ordinaire. Cependant, il est hors de doute, à ce que je crois, qu'au moment où ces symptômes ont lieu et dans leur plus grande force, la diathèse ou arrête sa marche, ou diminue momentanément d'intensité. Ces considérations et ces idées sont exposées dans le *Mémoire sur la douleur;* et il me paraît qu'elles ne troublent en rien les idées fondamentales sur la diathèse.

(18) Mon Mémoire sur la douleur, dont l'impression a été promise depuis quelque temps, n'a pas été publié jusqu'ici, parce qu'il contient plusieurs idées qui me semblent dépendre d'autres, qu'il fallait développer auparavant dans un autre ouvrage.

(19) Un malheureux transi par la rigueur du froid, peut être guéri, pourvu qu'on le traite dans le moment par de légers stimulans et par l'application du calorique, et l'on peut par ces moyens prévenir les conséquences de ce premier transissement. Mais si l'on n'applique pas ces moyens avec promptitude, il se développe souvent une fièvre violente, il se réveille une douleur inflammatoire, ou un arthritis; et alors les stimulans et la chaleur, loin d'être supportés, sont au contraire nuisibles. Une jeune fille, frappée de terreur, peut dans le premier instant être traitée avec l'éther, le vin et les liqueurs spiritueuses; mais si, à la suite de la terreur, il se développe une réaction des artères, et une *angioite* ou fièvre phlogistique, ou toute autre affection de stimulus, comme il arrive souvent, alors le vin et l'éther deviennent nuisibles, et il faut employer des remèdes opposés. De même, dans une contusion douloureuse, il y a un premier moment où l'on peut avec succès faire l'application de l'alcool

pour prévenir une inflammation successive; mais dès que ce moment est passé, l'alcool n'est plus supporté, et l'on retire au contraire de l'avantage des applications froides et des contre-stimulans. On explique de cette manière les contradictions que nous présentent des remèdes opposés, également vantés par les empiriques dans des cas semblables. L'explication de ces faits, et les bons ou mauvais effets des remèdes, dépendent du moment différent de leur application.

(20) Voyez *Recherches sur la Fièvre américaine,* §. 131.

(21) L'ingénieux docteur Guani semble avoir senti l'importance de ce que, dans les véritables maladies de diáthèse, le processus diathésique persiste après la cessation des causes qui les ont réveillées; tandis qu'il arrive le contraire dans les maladies de simple irritation ou de trouble, dans lesquelles, après l'évacuation, par exemple, du ténia qui entretenait des convulsions; après le passage d'un calcul qui troublait le système nerveux par son irritation; après le vomissement ou la neutralisation d'un poison; après l'extraction d'une épine qui piquait et tiraillait des parties sensibles, la maladie ou cesse bientôt, ou commence de suite à diminuer, ou n'est certainement plus susceptible de s'augmenter, si, à la suite de ces premiers troubles, il ne s'est point formé quelque processus diathésique. Il semble, dis-je, que cet auteur ait senti l'importance de cette cessation des phénomènes irritatifs par suite de la cessation de la cause irritante;

et comme cette propriété éloignerait des conditions de maladie universelle, l'état d'irritation, ou celui qu'il appelle état de *perversion* de l'action vitale, et qui diffère de l'excès ou du défaut d'action; ainsi il a ajouté que cette perversion peut subsister même après que la cause a été enlevée. (Voyez *Rapport de J. B. Guani à la commission centrale de santé de Gênes, sur une Fièvre contagieuse.* Gênes, 1816, page 16, 17.) Mais, dans le fait, quand ce désordre des actions n'est point entretenu, comme il arrive souvent, par des processus phlogistiques qui se sont développés et qui compriment ou tiraillent quelque fibre nerveuse, importante, comprise dans le travail phlogistique (et dans ce cas, la *perversion* n'a plus rien à faire avec la *cause pervertissante* qui a déjà cessé d'agir, mais elle dépend d'une cause nouvelle); quand cela n'arrive pas, dis-je, cette perversion cessera de suite, on commencera à diminuer, ou au moins, ne s'augmentera plus, quand cette cause aura cessé d'agir ou aura été enlevée. Cette *cessation* forme toujours pour moi une distinction caractéristique entre les maladies d'irritation et les diathésiques, et ne permet point de voir dans les premières cette condition morbide, profonde et permanente, qui s'accroît même après la soustraction de la cause, que l'on observe dans les dernières, c'est-à-dire, dans les affections qui dépendent d'une diathèse. Il reste cependant à voir quelles sont les explications que le docteur Guani a promises de donner sur ce mode morbide d'action vitale, qui a ses carac-

tères particuliers ; et si l'on peut prouver que cette perversion ne dépend ni d'excès, ni de défaut de stimulus,
ni d'aucune affection qui en dérive ; si cette perversion
peut subsister, s'augmenter et faire un cours déterminé,
comme la diathèse, même après que la cause perturbatrice a cessé d'agir ou a été enlevée ; si on ne peut la
guérir ni par des stimulans, ni par des contre-stimulans ;
si enfin elle cède seulement à des remèdes doués d'une
action toute différente de la stimulante et de la contre-
stimulante, et capables effectivement de corriger ce
mode perverti d'action : alors il n'y aura plus aucun
doute que cette perversion ne constitue une diathèse
différente des deux diathèses connues jusqu'à présent.

(22) L'impossibilité de guérir par *compensation*, les
maladies qui proviennent d'irritation, et la nécessité
d'enlever effectivement ou de détruire la cause irritante pour en obtenir la guérison, est pour moi le
caractère principal qui distingue les maladies irritatives des diathésiques ; car, dans ces dernières, on peut
certainement détruire le stimulus, par exemple, ou
l'excitation phlogistique, par l'application de remèdes
contre-stimulans adaptés, même sans enlever précisément la cause stimulante même qui les a produites.
Cette idée se trouve aussi développée dans mes
leçons sur la diathèse.

(23) C'est-à-dire, une diathèse par diffusion. Voyez
l'ouvrage cité, §. 119.

(24) Giannini : *Sur la nature des fièvres*, chap. VI,
vol. I, pag. 331 à 341.

(25) Bondioli : *Mémoire sur l'action irritative*, inséré dans les *Actes de la Société Italienne.*

(26) Monteggia : *Institutions chirurgicales*, vol. 3.

(27) Fanzago : *Essai sur les différences essentielles des maladies universelles.*

(28) Le docteur Guani, déjà cité, déclare que, pour guérir ce qu'il appelle perversion d'action vitale, affection qui diffère de l'excès et du défaut d'action, il faut employer *des stimulans plus adaptés, et plus en rapport avec tel degré donné, avec telle qualité d'excitation*. Mais, si les stimulans (voyez le Rapport cité, page 17) sont capables de corriger ce désordre de l'action vitale, ce désordre a donc des caractères qui indiquent un état de contre-stimulus, dont le principal consiste en ce qu'il peut se corriger par le moyen de substances stimulantes, proportionnées au degré même de l'affection morbide. Si cette perversion (qui dans l'épidémie décrite par l'auteur, réclamait l'usage d'excitans *adaptés*) était effectivement d'une nature spéciale, il aurait fallu pour la guérir, employer nécessairement des remèdes doués d'une action *anti-pervertissante* (remèdes que je ne pourrais indiquer à moins que ce ne soient ceux qui enlèvent ou neutralisent la cause de l'irritation.). Et en effet, tant que je verrai que ce mode altéré ou perverti d'action vitale, cette perturbation dans la manière d'être du système vivant, le désordre, l'irritation, se guérissent par des remèdes qui ont une action stimulante ou contre-stimulante plus ou moins énergique , par des remèdes qui gué-

rissent également une affection produite par un excès de vin ou de chaleur, etc., ou par le froid ou la tristesse, c'est-à-dire, des maladies de stimulus ou de contre-stimulus, je serai toujours en droit de croire que la maladie guérie appartenait à l'une des deux diathèses connues, et que, malgré qu'elle se fût développée à la suite de l'action de substances irritantes, elle a été entretenue par un de ces processus diathésiques, qui succèdent souvent à l'irritation, et que l'on guérit avec la méthode ordinaire. (Voyez la note 13.)

(29) Sous combien d'aspects différens ne peut-on pas considérer la production des phénomènes morbidés qui proviennent d'une même cause ? ou, pour mieux dire, quelles différences les effets successifs d'une même cause ne présentent-ils point dans leur essence même ? Je me souviendrai toujours, à ce sujet, d'un cas que j'observai dans une femme, qui était au service de madame Riboli de Parme, ma cliente et mon amie, et que je traitai de concert avec mon savant collègue le professeur Ignace Colla, qu'une mort prématurée enleva, peu de temps après, à la patrie commune et à l'université. Cette femme avait avalé par erreur une demi-once et peut-être davantage de sulfate de zinc, destiné à tout autre usage, au lieu d'une même quantité d'un sel purgatif. Douleurs atroces d'estomac, angoisses, vomissemens, convulsions, etc. tels furent les premiers symptômes produits par cette substance; et jusqu'ici le désordre consistait certainement en une forte irritation, et les mouvemens

abnormes du système nerveux étaient irritatifs et sympathiques. Jusqu'ici la maladie était tellement dépendante de la cause externe ou du poison irritant, que, s'il eût été possible de l'expulser totalement par le vomissement, et d'en débarrasser parfaitement le ventricule, tous les phénomènes morbides, auraient promptement ou au moins en peu de temps disparu. Mais, il s'écoula trop de temps entre l'introduction du poison et l'administration des secours de l'art; et, quoique l'on eût cherché non-seulement d'expulser le poison par des moyens puissans, mais encore de le délayer par d'abondantes boissons mucilagineuses, et de le neutraliser par les moyens connus, cependant, il en resta peut-être quelque portion dans le ventricule, ou au moins elle y resta assez de temps pour pouvoir y exercer profondément son action soit chimique, soit contre-stimulante. Aussi les douleurs et les angoisses continuèrent pendant quelque temps, mais avec moins de violence; et, dans cette seconde période, pour ainsi dire, de la maladie, la pâleur du visage, le froid des extrémités, le pouls vacillant, les sueurs froides, les défaillances, nous manifestèrent l'état le plus menaçant d'abattement, durant lequel nous eûmes à craindre, avec raison, de voir succomber la malade. Dans cet état de choses, et au milieu de cet abattement des forces vitales, l'état de contre-stimulus était trop manifeste, et nous fûmes forcés en conséquence de secourir la malade avec quelque mixture cordiale, avec la liqueur d'Hoffmann, avec

un peu de vin d'Espagne, et autres remèdes semblables. Par ces moyens, l'action vitale se ranima peu à
peu, le pouls se releva, les défaillances cessèrent, la
peau acquit quelque degré de chaleur, et la malade
demeura dans un état assez satisfaisant pendant tout
le reste de la journée. On ne laissa cependant pas de
prévoir, sinon comme certain, et nécessaire du moins
comme possible, un nouveau changement ; et, ce qui
arriva par la suite acheva peut-être de persuader mon
collègue de la vérité de quelques-unes de mes maximes.
(Voyez notes 16 et 19.) Durant la nuit qui suivit une
journée si terrible, la malade commença à accuser
une ardeur d'estomac insupportable, accompagnée de
soif, d'inquiétude et de chaleur universelle. Il se développa une fièvre violente, l'épigastre se tendit, la
langue devint extraordinairement sèche, le visage
rouge, la chaleur de la peau brûlante ; en peu de paroles, on vit se manifester les symptômes d'une gas-
trite ou d'un processus phlogistique, que nous ne pûmes
dompter que par la méthode antiphlogistique la plus
courageuse ; la diathèse de stimulus fut opiniâtre et
de longue durée, et il fallut beaucoup de temps ainsi
que beaucoup de constance pour sauver la malade.
Ce cas présente, si je ne me trompe, une succession
de diverses conditions morbides, dont l'une se développa par l'influence de l'autre, et qui dérivèrent
toutes en origine d'une seule cause. Les déductions
qui découlent naturellement de ce fait, peuvent facilement s'appliquer à l'étiologie d'une infinité de ma-

ladies, qui dérivent originairement de l'application
de quelque puissance irritante, et peuvent peut-être
concilier avec mon opinion sur l'irritation, les opinions
différentes qui existent sur cette matière. Il peut se
développer, je le répète, à la suite d'une forte irritation, un processus phlogistique ou de stimulus (voyez
la note 13), soit qu'il reconnaisse pour cause l'action
chimique de la substance irritante ou la lésion mécanique des fibres sensibles, soit qu'il succède d'une
manière quelconque (note 16) à une vive douleur,
ou à une dépression vitale trop violente. Mais un tel
processus de stimulus, qui persiste encore lors même
qu'on a enlevé la cause irritante, qui se propage plus
ou moins dans le général, qui devient le centre d'une
affection diathésique, et que l'on guérit par des remèdes
généraux, *un tel processus*, dis-je, ne doit point être
confondu avec le premier désordre *irritatif*, qui diminue bientôt, et ne tarde pas à disparaître, quand la
cause de l'irritation a été enlevée. Ainsi, il peut arriver
aussi, soit par l'action contre-stimulante dont le principe irritant peut être doué, soit par l'impression désagréable produite par l'irritation, qu'un état de
contre-stimulus succède à l'irritation, et qu'il soit susceptible de se propager de même dans le général, de
persister après la soustraction de la cause (voyez §.10,
et note 21), et d'être guéri également par des remèdes généraux. Cet *état de contre-stimulus* doit donc
absolument être distingué de l'irritation, puisque celle-
ci est une condition tout-à-fait locale, et ne peut être

guérie par aucun autre moyen que par la soustraction,
ou la neutralisation de la substance irritante. Je crois
qu'il est utile de citer ici un paragraphe d'une lettre,
que m'écrivit, dès 1810, mon illustre ami le professeur *Fanzago*. « Je vous enverrai un *Mémoire sur la*
» *digitale*, qui vous fera connaître ce que je pense de
» l'action de ce remède. Déjà, nous sommes d'accord
» sur sa force contre-stimulante ; mais, j'ai cru pou-
» voir combiner les faits, et mettre d'accord les di-
» verses opinions, en prenant aussi en considération
» son action irritative locale. »

(30) Voyez *Bondioli*, Recherches sur les formes particulières des maladies universelles ; Mémoires de la
société italienne, tom. XII, seconde partie ; — *Fanzago*, Essai sur les différences essentielles des maladies
universelles.

(31) Voyez *Recherches sur la fièvre de Livourne, sur
la fièvre jaune Americaine*, etc., partie IV, §. 119
à 130.

(32) Voyez le *Journal de la Société Médico-Chirurgicale de Parme*, tom. 3 (sur les effets de la digitale
pourprée) ; tom. 4 (notes à la réponse, etc. du docteur
Hubert Bettoli) ; tom. 7, 8, 9, 10 (sur l'action déprimante ou contre-stimulante de quelques médicameus).

(33) Si Jean Brown attribua constamment toute
affection partielle de l'excitement, une inflammation
sthénique par exemple, une pneumonie etc., à une
condition ou diathèse phlogistique préexistante de tout
le système ; s'il considéra toujours ces affections par-

tielles comme dépendantes d'une condition universelle
qui en est la source unique, et à laquelle elles sont
exactement proportionnées ; cela provint, je crois, de
ce qu'il n'eut jamais occasion d'exercer beaucoup la
médecine, et de ce qu'il n'a pas soumis la théorie aux
faits nombreux qui y font exception. Quiconque a beaucoup pratiqué la médecine, doit m'accorder, sans difficulté, que, bien loin que toute affection partielle de
l'excitement (car nous ne parlons point ici des maladies instrumentales) dérive constamment d'un degré
semblable d'affection universelle, et soit exactement
proportionnée à l'état du système, il est rare au contraire de trouver cette parfaite universalité ; et que bien
plus souvent il s'allume dans une partie un feu qui
se propage ensuite dans le général ; ou que tout en
affectant d'abord le général, le feu phlogistique s'accroît beaucoup plus dans une partie donnée que dans
le tout, et y devient très-prédominant. N'est-ce pas
pour cette raison que bien souvent la diathèse ou l'état
de stimulus universel est déjà vaincu, tandis qu'il persiste encore avec opiniâtreté dans la partie enflammée
(qui n'est cependant pas encore désorganisée; et qui
est encore susceptible d'être guérie par des moyens
généraux)? Combien de fois le général n'est-il plus
en état de supporter les remèdes que la partie affectée
réclame, et ne s'élève-t-il pas de la sorte un obstacle
puissant à la guérison prompte et entière d'une inflammation. Bien loin qu'une pneumonie, une métrite ou
toute autre inflammation soit toujours entretenue

par des étincelles qui viennent du général, c'est elle, au contraire, qui en envoie dans le général : et quoique celui-ci participe au stimulus qui se ranime à différentes reprises, dans un viscère enflammé, il est rare qu'il atteigne la même force et la même durée que ce stimulus lui-même. — J'ai démontré dans mes leçons comment les observations les plus vulgaires, et les faits les plus manifestes, conduisent nécessairement cette idée, et j'y ai fait sentir les conséquences qui en dérivent pour la pathologie et pour la pratique.*

(34) Je me souviens que souvent je me suis trouvé, ou comme témoin ou comme partie, dans des consultations médicales avec des praticiens de l'ancienne école, à l'époque où nous jeunes médecins, nous étions entièrement attachés aux principes de la doctrine de Brown. Combien il était difficile de s'accorder sur les maximes! quelle opposition essentielle pour ce qui regarde la méthode de traitement et les remèdes qu'on proposait de part et d'autre! D'un côté, on voulait purger, délayer, rafraîchir et par conséquent affaiblir: de l'autre côté, corroborer, stimuler, exciter. D'une part, on proposait la saignée, la manne, le tamarin et les boissons salines, ou des pilules de rhubarbe ou

---

* Je ne conçois pas comment, après la lecture de cette note, M. Broussais ait pu affirmer dans son *Examen* de 1821, p. 154, que M. Tommasini a *fait avec tous ses confrères, et d'après Brown, préexister à l'affection locale une diathèse générale de stimulus dans les phlegmasies.* Voyez aussi les notes 12, 40.

d'aloès ; de l'autre côté, l'éther, le musc, l'ammoniaque, le vin, l'opium. En vérité de tels extrêmes ne
pouvaient jamais se rapprocher. Ou il fallait que l'un
des deux consultans cédât entièrement, ou bien, s'ils
voulaient tous les deux ordonner quelque chose, les
remèdes de l'un détruisaient les effets de ceux de l'autre. Aujourd'hui de telles contradictions n'ont plus
lieu, ou sont devenues fort rares, au moins pour moi
et pour tous ceux qui connaissent la prépondérance
des maladies de diathèse phlogistique sur les opposées.
J'ai souvent consulté avec de vieux praticiens, desquels il était injuste de prétendre qu'ils connussent les
nouvelles maximes qui n'étaient pas encore assez ré-
pandues; et cependant je ne les ai point trouvés d'une
opinion essentiellement différente de la mienne, pour
ce qui regarde le plan de traitement à suivre. Lorsqu'ils
croyaient devoir préparer et dissoudre la matière
morbifique, ou l'expulser du corps par les purgatifs, ou
bien rafraîchir le sang, adoucir les humeurs, exciter la
transpiration avec des boissons antimoniales, atténuer
la ténacité des crachats avec le kermès, désobstruer les
viscères engorgés avec l'aloès, la rhubarbe et le savon;
moi, je croyais devoir combattre à peu près avec les
mêmes remèdes, une diathèse phlogistique ou un processus de stimulus plus ou moins étendu. Les paroles
diathèse de stimulus et remèdes contre-stimulans, forment donc souvent, et pour la majeure partie des maladies, presque l'unique différence qu'il y a entre nous
et les disciples de Boerhaave; cette différence n'en

produit aucune pour ce qui regarde la maxime essentielle ou le traitement ; et l'on peut sans difficulté tran-
siger sur les dénominations, quand il s'agit de s'accorder pour l'avantage des malades.

(35) Pour ne point citer un à un les mémoires et les
ouvrages que l'on a en vue dans ce paragraphe, je me
contente de conseiller la lecture de la *Bibliothèque Britannique*, surtout des dernières années ; de la *Bibliothèque médicale, rédigée par une société de médecins à Paris*;
du Journal imprimé à Gand, intitulé *Annales de litté-
rature médicale étrangère, par Kluyskens* ; et les très-
intéressantes *Annales de médecine étrangère d'Omodei.*

(36) Le célèbre professeur Marcus, dans ses *Nouvelles
Observations sur l'Encéphalite*, déclare comme certain
que le typhus n'est autre chose qu'une inflammation
du cerveau, et que le seul moyen d'en arrêter les progrès, consiste dans la saignée. Reuss, en parlant de la
fièvre pétéchiale dans son traité *sur l'essence des exanthèmes*, établit une espèce de lutte entre *la puissance
externe* (la contagion) et *l'activité interne subjective*
(du corps vivant); et ces forces, selon lui, *cherchent
toutes deux de conserver leur individualité*; cette lutte
n'exprime autre chose que l'inflammation, et en effet
l'auteur déclare qu'elle se développe toujours dans ces
fièvres, de même que dans les autres exanthèmes. En
conséquence il propose l'application du froid, pour
réprimer l'activité vitale de l'organisme; et je ne comprends pas pourquoi il croit devoir diminuer cette
réaction, qui, plus elle est forte, plus elle doit, selon

lui, rendre certaine la victoire sur l'ennemi. Quoi qu'il en soit, cet auteur, avec ce langage vraiment étrange, exprime aussi la diathèse phlogistique de ces fièvres. Le célèbre Hufeland, dans son ouvrage sur la *peste des armées* des temps présens et passés, et sur l'usage de la saignée dans cette maladie, démontre l'antiquité de l'emploi de la saignée même, dans ces fièvres ; et quoiqu'il établisse quelques exceptions à la pratique trop générale de ce moyen, il ne laisse pas cependant de vanter les avantages des applications froides à la tête, des émétiques, des acides, du tamarin, des ventouses scarifiées à la tête, en un mot, de la méthode antiphlogistique ; et il la recommande surtout dans la première période de la pétéchiale, laquelle, de même que dans toutes les affections phlogistiques, est peut-être celle qui décide de l'issue de la maladie, et durant laquelle on peut administrer avec succès les secours de l'art. Enfin le célèbre Hildebrand, après une description minutieuse, et peut-être trop systématique, de huit périodes dans le typhus, après beaucoup de recherches sur la nature et les propriétés de la matière contagieuse, et sur sa manière d'agir dans la production de cette maladie, conclut finalement *que la cause prochaine du typhus contagieux consiste précisément dans un état de nature inflammatoire de toutes les membranes muqueuses, état qui se propage morbidement aux nerfs et au sensorium.* Il traite de la méthode curative d'une manière qui n'offre peut-être pas un guide assez facile aux jeunes élèves ; mais

*

quoiqu'il ne soit pas aussi favorable à la saignée que d'autres médecins allemands, il avoue cependant que la saignée est elle-même un remède nécessaire, *lorsque dans le typhus le caractère inflammatoire est fort exalté* (ce qui signifie probablement lorsque le typhus est grave et réclame un traitement actif). Il loue aussi plusieurs remèdes qui sont certainement antiphlogistiques; il proscrit les toniques et les excitans durant la période inflammatoire; ensuite durant la période qu'il appelle nerveuse (comme si les nerfs n'étaient affectés que dans celle-là), il recommande les remèdes qu'il nomme excitans volatils, et qui, pour la majeure partie, sont heureusement des contre-stimulans; c'est ainsi que sous un langage différent, et par un chemin compliqué, il se trouve en partie d'accord avec les maximes professées en Italie par les meilleurs médecins. Cependant aucun de ces étrangers ne sait qu'en Italie, depuis 1800, plus d'un auteur a fait connaître et a démontré par les faits, la nature phlogistique de ces fièvres : et il est surtout singulier que cela fût ignoré en 1810 par Hildebrand, qui assure dans sa préface d'avoir sans relâche étudié cette matière durant l'espace de vingt années.

(37) L'érudit Sprengel est le seul qui, dans ces derniers temps, ait fait mention de la médecine italienne dans son volume d'histoire qui regarde l'état de la médecine depuis 1805 jusqu'en 1814. Il est à désirer que ce savant Allemand ait le temps d'examiner particulièrement tous les ouvrages qui concernent la nou-

velle doctrine, et d'en reconnaître l'esprit. Le jugement d'un homme doué de tant de génie, et qui doit être si habitué à faire des comparaisons impartiales, pourrait influer à décider en quelle partie de l'Europe la médecine est dans une relation plus grande et plus simple avec les faits.

(38) Friedreich, qui a écrit en 1814 sur le *Typhus* et sur son traitement par la méthode antiphlogistique, compare l'action de la contagion du typhus avec celle au moyen de laquelle la rougeole irrite les yeux et les poumons, et il déclare que l'essence du typhus consiste dans une *irritation* particulière du cerveau. Je ne veux point répéter ici qu'à la suite de cette irritation il peut se développer, et il se développe en effet un processus phlogistique, comme il arrive dans la rougeole même. (*Voyez* la note 13.) Mais il est fâcheux que cet ingénieux écrivain n'ait point connu les importans ouvrages sur l'irritation, publiés, long-temps avant cette époque, par Rubini, Fanzago et Guani. Il aurait alors pu donner plus d'étendue à ses idées, et aurait sans doute rendu justice à la Pathologie italienne.

(39) J'ai eu occasion de parler ailleurs de cette idée ingénieuse du pathologiste de Pavie, qui, à la vérité, n'a pas encore été publiée ; mais qui m'a été rapportée, il y a quelques années, par différens jeunes médecins de beaucoup de mérite, qui en avaient entendu le développement dans les leçons mêmes de ce professeur. Cette idée s'accorde jusqu'à un certain point avec les idées émises sur la formation pathologique de nou-

veaux filamens nerveux sous l'influence de l'excitation phlogistique, par mon illustre collègue le professeur Rubini, dans son mémoire intitulé : *De specificâ corticis peruviani in urinarias vias actione*, ainsi que par mon illustre ami le docteur Onofrio Scassi, de Gênes, dans sa dissertation, *De Fœtu humano*; et ce dernier attribue la formation de la *membrane caduque d'Hunter* à une espèce de phlogose naturelle de l'utérus, et à l'influence créatrice de ce processus. Quel que soit d'ailleurs le moyen par lequel la sensibilité s'augmente extraordinairement dans une partie stimulée jusqu'au point de s'enflammer, cela n'en est pas moins un fait que l'observation démontre continuellement. Ce fut d'après ce fait que je soutins que la phlogose considérée en elle-même et avant qu'elle ait produit aucune désorganisation, est un processus créateur d'excitabilité et de stimulus, toujours semblable à lui-même, et curable seulement, tant qu'il est susceptible de guérison, par la méthode antiphlogistique. Et soit qu'on veuille expliquer le phénomène par le développement morbide de fibres nouvelles, soit par une espèce de sécrétion du principe qui rend les fibres excitables, ou bien par quelque changement qui aurait lieu dans les profondes conditions de l'organisme, desquelles dépend la susceptibilité de sentir l'impression du stimulus; dans toutes les suppositions le fait reste toujours le même, et les différentes manières de l'expliquer se touchent réciproquement. Il n'y a qu'une chose que je ne pourrais pas accorder facilement, c'est que

l'application des stimulans puisse toujours, et à un degré quelconque, augmenter, ou produire l'excitabilité,
c'est-à-dire, augmenter la propriété de sentir l'impression des stimulans. Je pense bien que cela a lieu
dès qu'il se forme une phlogose ou un processus phlogistique, puisque c'est précisément à l'influence de ce
processus, de ce travail, que j'attribue le changement
des conditions organiques dont l'excitabilité dépend.
Mais tant que les fibres ne sont point attaquées par ce
processus, on les voit s'habituer aux stimulans, et en
sentir d'autant plus le besoin, qu'elles en ont plus souvent senti l'impression; ce qui ne s'accorderait point
avec l'idée générale que l'excitabilité s'accroît toujours
par l'action des stimulans. Je pense donc, même d'a-
près ce que j'ai exposé il y a plusieurs années (Voyez
Recherches sur la fièvre jaune, note 35), que la fibre
s'habitue aux stimulans, tant que leur action n'arrive
pas à produire une inflammation ; c'est-à-dire, que la
sensibilité pour les stimulans devient obtuse ou diminue, ce qui s'accorde avec les lois générales de l'habitude. Mais je pense aussi que dès qu'il s'est établi
un processus phlogistique, toute loi d'habitude est en-
freinte à l'instant; et que les fibres enflammées deviennent le centre d'une excitabilité morbide, et une
source de stimulus excédant. Persuadé de ce principe,
que j'ai ensuite développé dans mes leçons sur l'in-
l'inflammation, je fis soutenir, il y a quelques années,
par mon ami, alors mon disciple, le docteur Joseph
Coruzzi, la thèse suivante : qu'il défendit pour obtenir

le grade de docteur dans l'université de Parme. *A stimulorum excessu datos intrà limites imminuitur, ultrà generatur et crescit incitabilitas.* (Voyez à ce sujet la note 14.)

(40) Dans la quatrième partie de mes recherches pathologiques sur la fièvre jaune d'Amérique, j'ai traité particulièrement de la diffusion de l'excitation morbide locale , qui est une source de maladies universelles qui s'oppose aux principes trop exclusifs de Brown. Ces idées me furent dictées par les faits. J'observais dans la pratique de l'art, que souvent l'affection d'une partie , quoiqu'elle soit diathésique et curable par des remèdes généraux , se trouve néanmoins à un degré infiniment au-dessus de celui de l'affection des autres parties du corps ; et que lorsque l'affection locale s'accroît, ou se ranime , l'excitation morbide s'augmente et se ranime dans le général. Ce fait ne me semblait pas s'accorder entièrement avec la prétendue subordination des affections partielles à l'état du système entier , dans les maladies de l'excitement ; et il me paraissait qu'un médecin praticien devait souvent se trouver dans la nécessité de faire de grandes exceptions à la prétendue universalité , uniformité et égalité diathésique des Browniens. Mais ce qui m'engagea le plus à développer ultérieurement cette idée dans mon ouvrage sur la diathèse, ce fut le jugement de différens hommes d'un mérite supérieur, et de profonds praticiens qui me communiquèrent leurs opinions dans un grand nombre de lettres qu'ils voulurent bien

m'adresser. Le célèbre Scarpa, dont le nom sera toujours un juste sujet d'orgueil pour l'Italie, trouva
non-seulement juste l'idée de cette diffusion, et celle
de considérer l'excitement général affecté en conséquence de l'affection antécédente et plus forte d'une
partie ; mais il m'assura de plus que personne ne
pouvait mieux apprécier la valeur de cette idée, que les
médecins qui connaissent la chirurgie. Les savans professeurs, Azzoguidi et Termanini de Bologne, (le premier desquels a long-temps honoré l'université et la
patrie, et dont le second, médecin distingué, et professeur d'institutions chirurgicales, est actuellement
mon collègue et depuis long-temps mon ami); ces professeurs, dis-je, me manifestèrent aussi, dans différentes lettres, l'importance qu'ils attachaient à l'idée
de la diffusion. De même, les illustres professeurs Palloni e Chiarugi de Florence, Barzelloti de Sienne,
Vacca e Morelli de Pise, Mojon de Gênes, Scavini de
Turin, Donadei de Grasse, Facheris de Bergame,
Aglietti de Venise, Bondioli et Gallini de Padoue, et
Gelmetti de Mantoue, m'engagèrent tous à développer
ultérieurement cette idée pathologique, qui a une
grande influence sur la pratique. Le dernier de ces
professeurs surtout ne manqua jamais, jusques dans ces
dernières lettres, de m'assurer que cette idée était parfaitement d'accord avec les faits pratiques, et qu'il croyait
nécessaire que j'en fisse le sujet d'un travail particulier.

(41) Mes *Mémoires*, déjà cités sur l'action contre-
stimulante de quelques remèdes, se trouvent insérés

dans le journal de la société medico-chirurgicale de Parme. (Voyez la note 22). Dans ces mémoires, la force contre-stimulante de quelques agens a été entièrement déduite des faits et au moyen d'expériences comparatives. Cependant, comme il me paraît que la manière d'agir opposée des stimulans et des contre-stimulans, peut se déduire jusqu'à un certain point des premiers effets qu'ils produisent dans l'estomac à jeun d'un homme sain, et comme on a aussi porté des jugemens différens sur cet argument d'opposition ; j'ai cru qu'il serait à propos de répéter ici ce que j'ai exposé dans une leçon relative aux remèdes contre-stimulans, que j'ai cru nécessaire de prémettre aux observations cliniques, afin que les jeunes éleves pussent connaître d'avance, sans mystère et sans voile, les raisons et les principes qui dirigent ma méthode de traitement.

« Lorsque j'admis comme des preuves d'action opposée entre les deux classes d'agens (par exemple, entre le vinaigre et le vin, l'acide sulfurique et l'éther, l'ipecacuanha et les aromates), le sentiment de langueur, l'angoisse, la petitesse du pouls, et le froid, produits par les uns; et le sentiment de récréation, la chaleur, la rougeur, l'augmentation des pulsations artérielles que produisent les autres ; il ne faut pas croire que je me fusse borné à considérer les effets qu'ils produisent dans l'état morbide soit en causant des maladies, soit en agissant comme remèdes : je n'ignorais point que, lorsqu'il s'est établi un état morbide, ou qu'il s'est formé une diathèse , les phénomènes ne peuvent plus nous guider pour la caractériser, et que des phénomènes semblables, comme Brown lui-même l'avait remarqué , peuvent appartenir également aux deux diathèses opposées. Je sais que c'est une vérité, et Rasori l'a démontrée sans réplique, que la faiblesse du pouls, l'angoisse et le froid peuvent être l'effet d'un stimulus excessif, ou de la diathèse hypersthénique ; et que dans ce cas, le nitre et les antiphlogistiques , de même que les purgatifs et la saignée relèvent le pouls, font reparaître la chaleur naturelle, et recréent la machine animale. Je sais aussi , qu'au contraire la fréquence du pouls , la chaleur morbide, et une rougeur non naturelle peuvent être produites par une diathèse de contre-stimulus , et qu'alors le vin, l'éther, l'opium , et tous les remèdes stimulans, en détruisant l'état de contre-stimulus , et en ramenant ainsi les fonctions à l'état normal , enlèvent au pouls l'excès de vibration , l'abaissent , et diminuent la rougeur et la chaleur morbides. Mais , lorsque je tirai de cette opposition d'effets , une preuve en faveur de l'existence des contre-stimulans , je considérai ces effets dans le corps sain, et placé dans un état où les effets sont encore naturels , sans qu'il existe aucun désordre profond , aucune diathèse qui puisse les altérer , et troubler ainsi les inductions qu'on en veut tirer. Si donc les effets primitifs des acides, du nitre, du tamarin , de la crême de tartre, administrés à doses assez petites pour ne point produire d'évacuations; si ces

effets primitifs dans un estomac vide et dans un corps
sain, sont la pâleur, le frisson, le froid, l'abaissement
du pouls; si les effets primitifs du vin, des aromates,
de l'éther, dans les mêmes circonstances, sont la
chaleur, la rougeur du visage, l'augmentation des pulsations artérielles; si enfin, cette pâleur, ce froid, ce
frisson, occasionés dans un corps sain, par les acides,
l'ipécacuanha et le nitre, disparaissent et se détruisent
par l'usage du vin et de l'alcool; et, si l'excès de chaleur, de rougeur et d'excitation artérielle, produit
par le vin et l'alcool, se calme, et peut se détruire
par les acides et le nitre, j'ai tout le droit de soutenir
que c'est là une des preuves principales de l'opposition
des agens mentionnés. Et, lorsque je désignai ces phénomènes d'abattement et de dépression d'excitement
comme effets premiers, des puissances contre-stimulantes, j'ai eu en vue aussi d'écarter le prétexte de la
faiblesse indirecte, mis en avant par les adversaires de
la nouvelle doctrine. Car, il est bien vrai qu'un excès
de vin ou de liqueurs spiritueuses peut produire des
angoisses, le vomissement, la pâleur, des défaillances;
mais, ces substances, avant de produire cette faiblesse
appelée indirecte par Brown (c'est-à-dire, cet état
morbide qui n'a quelquefois que les apparences de la
faiblesse), produisent en premier lieu un surcroît de
chaleur et de mouvement : tandis que les contre-stimulans indiqués, tels que l'ipécacuanha, le tartre-
émétique, les acides et le nitre, ne produisent jamais
ni chaleur ni augmentation d'excitation dans un corps

sain, avant de le jeter dans la faiblesse ; mais les phénomènes de faiblesse sont l'effet premier et immédiat
qu'ils produisent. »

Au reste, les preuves démonstratives de l'action
contre-stimulante de quelques remèdes (tels que le
tartre stibié et la digitale, la scille, l'ipécacuanha et
le nitre ; les acides végétaux et minéraux, l'aconit et
la ciguë, l'eau distillée de laurier cerise, le jusquiame,
la noix vomique, la gomme-gutte, plusieurs amers,
le zinc, le saturne, le fer, etc.) ; les preuves, dis-je,
de l'action contre - stimulante de ces remèdes sont
aujourd'hui trop connues de tout le monde, pour que
je croie nécessaire de m'y arrêter long-temps. Les
guérisons, obtenues dans l'hôpital de Milan, par l'inventeur de cette doctrine, de tant d'inflammations de
poitrine, au moyen du tartre stibié à haute dose et
sans évacuations correspondantes ; celles de semblables
maladies également phlogistiques, au moyen de la
digitale, et celles d'un grand nombre de dyssenteries
aussi phlogistiques par l'usage de la gomme-gutte, remède qui diminuait et suspendait les évacuations alvi-
nes, loin de les augmenter (comme on peut le lire dans
les *Annales des sciences* et lettres citées plus haut) :
ces guérisons sont des faits qu'on ne peut révoquer en
doute. Les cures heureuses d'un fort grand nombre de
maladies également inflammatoires, obtenues au
moyen de ces mêmes remèdes par le professeur Borda,
dans l'hôpital de Pavie, pendant une longue suite
d'années, et sous les yeux d'un grand nombre d'étu-

dians, sont aussi autant de faits non équivoques. (Voyez à ce sujet le premier numéro du journal d'Omodei de cette année, 1816.) Toutes les inflammations guéries à Parme, dans l'espace d'environ dix ans, par moi-même, par le docteur Joseph Ambri, et par plusieurs autres médecins, avec la même méthode, et dont on a inséré l'histoire dans le Journal de la société médico-chirurgicale de cette ville, sont encore des faits. Ce sont des faits aussi, que le nombre infini de guérisons de maladies inflammatoires, obtenues au moyen des mêmes médicamens, par les professeurs Gelmetti et Tinelli, et par les docteurs Pisani et Botturi de Mantoue, par les professeurs Bondioli, Fanzago, et par le professeur Brera lui-même à Padoue; de même que celles qui m'ont été communiquées depuis peu par les docteurs Maggi de Foligno, Talianini d'Ascoli, Versari, Barbicciani, et Bertolazzi de Forli, Laghi et Fanti de Faënza, Magistretti d'Imola, Tamburini de Lugo, et par plusieurs autres, etc.; sans compter celles qui m'ont été communiquées en cette ville même par plusieurs praticiens très-experts, de la sincérité desquels je puis répondre en toute sûreté : et enfin, ce sont encore des faits qui ont eu lieu sous les yeux d'une nombreuse et studieuse jeunesse, que les guérisons d'un nombre déjà considérable de maladies indubitablement phlogistiques, qu'on a obtenues dans notre clinique par le moyen des remèdes contre-stimulans indiqués. Or, tous ces faits si bien d'accord entre eux, forment un ensemble pour

moi tellement convaincant, et qui porte à un tel point
la démonstration de cette vérité, que je crois qu'en
médecine on ne peut obtenir un plus haut degré de
certitude. Et remarquez bien qu'on ne peut point expliquer ces guérisons, en regardant comme irritans
les remèdes que nous croyons doués de force contre-
stimulante, et en faisant dériver ainsi les bons effets
qu'ils produisent dans les affections inflammatoires de
la faculté qu'on pourrait leur supposer, de contre-
irriter ou de détruire, au moyen d'une nouvelle irritation, l'état *irritatif* ou *la perversion d'action*, produite
par la maladie. (Voyez les notes précédentes, 21, 22
et 28.) En effet, au moyen du tartre stibié, de la digitale, de la gomme-gutte, de l'eau de laurier-cerise,
de l'acide sulfurique, du fer, etc., on guérit, non-
seulement des maladies qu'on peut soupçonner de
provenance irritative, ou constituées par un état d'irritation, mais on guérit aussi des maladies inflammatoires simples et manifestes, produites par des
agens certainement stimulans et communs; (comme
le soleil, le vin, l'exercice immodéré, les liqueurs)
telles sont l'angine, l'érysipele, la pneumonie, etc. ;
des maladies, en un mot, qu'on peut sans contre-
irriter, vaincre également par la saignée et le froid.

Mais que dirons-nous des expériences du docteur
Vincent Stellati, de Naples, d'après lesquelles il semblerait que l'action vénéneuse de quelques contre-stimulans, est élidée et détruite par l'action d'autres
contre-stimulans. L'auteur eut la bonté, il y a quelques

années, de me faire présent du mémoire dans lequel il rapporte les expériences qu'il a faites sur des lapins; et, si le grand nombre d'événemens qui nous ont long-temps séparés, et ensuite le changement de ma position ne l'eussent empêché; j'aurais, comme j'avais intention de le faire, invité l'auteur à des éclaircissemens que je crois nécessaires pour répéter les mêmes expériences. Le docteur Bergonzi, de Reggio, jeune médecin très-instruit, qui fut mon élève à Parme, m'a communiqué dernièrement des expériences analogues, faites de même sur des lapins, et qui sembleraient confirmer les résultats obtenus par le médecin de Naples. J'ai déjà commencé à répéter ces expériences dans notre clinique en présence de mes élèves, et de concert avec mon collègue, le docteur Gandolfi, professeur de vétérinaire, et d'anatomie comparée. Déjà divers lapins ont été sacrifiés pour cette intéressante recherche, et les moyens de comparaison employés jusqu'à présent, sont le tartre stibié, et l'eau de laurier-cerise. Jusqu'ici les résultats ne sont point d'accord avec ceux obtenus par mes correspondans; mais je ne ne veux tirer aucune conséquence de mes expériences, avant qu'elles aient été répétées avec plus d'étendue. Quand elles seront assez nombreuses, pour que je croie qu'on en puisse tirer d'utiles déductions, on les communiquera au public *.

---

* Les expériences dont il s'agit ici, ont été continuées et publiées ensuite par le docteur Comelli, médecin assistant à l'hô-

En attendant, quiconque connaît les bases de la doctrine du contre-stimulus, et a eu l'occasion de la confirmer par des observations nombreuses et réitérées, doit sentir d'avance quels sont les extrêmes et les faits simples qui maintiendraient cette doctrine inébranlable, même dans le cas que les résultats de ces expériences se vérifiassent.

(42) Je regarde cet ouvrage comme étant déjà publié, parce que ses parties principales, que j'ai exposées dans différentes leçons cliniques durant l'année scolaire précédente et durant l'actuelle, se trouvent déjà entre les mains d'un grand nombre de mes élèves, qui

---

pital clinique, dans le second volume des *opuscules scientifiques de Bologne*, en 1818. Ces expériences faites avec la plus grande exactitude sous la direction du professeur Tommasini et en présence de ses élèves, ont constamment donné un résultat différent de celui que le docteur Bergonzi avait annoncé. Celui-ci avait dit que, d'après ses observations, l'eau de laurier-cerise et le tartre stibié, administrés isolément et à certaine dose, donnent la mort aux lapins ; et que si on les donnait à la même dose, mais simultanément, leur action devenait insensible : d'où il conclua qu'il existe des contre-stimulans qui ont la faculté d'élider l'action d'autres contre-stimulans, et que, par conséquent, ce n'est pas une propriété exclusive des stimulans. Il résulte, au contraire, des expériences faites à Bologne avec la plus grande exactitude et souvent répétées, que quarante gouttes d'eau de laurier-cerise six fois cohobée, et vingt-quatre grains de tartre émétique en dissolution dans l'eau, ont toujours causé la mort des lapins quand on introduisait dans leur estomac soit l'un soit l'autre de ces agens, ou tous les deux ensemble.

les ont soigneusement et promptement recueillies, et communiquées ensuite à leurs collègues.

(44) Toute l'Italie connaît le savoir et le mérite des professeurs Bondioli et Monteggia, et leurs ouvrages en rendent un témoignage suffisant. Les mémoires du premier, insérés dans les Actes de la Société italienne, laissent peut-être à désirer un plus grand développement des idées profondes dont ils sont d'ailleurs remplis. Mais le génie du pathologiste et de l'observateur s'y décèle à chaque instant; et tous ceux qui eurent occasion de converser avec lui et d'entendre ses leçons, purent aisément s'apercevoir de l'étendue du plan qu'il méditait. Quant au professeur Monteggia, ses philosophiques institutions de chirurgie, les premières qui aient été publiées, depuis la réforme de la pathologie, jouissent d'une grande réputation, non-seulement en Italie, mais même chez les étrangers. Le docteur Joseph Ambri de Parme, ami franc et loyal, dont le souvenir me sera toujours cher, laissa, en mourant, un vide qu'il sera difficile de remplir. Ses *Mémoires* pathologiques et pratiques sont déjà riches en observations précieuses et en idées très-justes; et, en nous prouvant le génie et le jugement de cet auteur, ils nous font en même-temps sentir la perte d'ouvrages plus considérables, dont son activité et son zèle pour les progrès de l'art et de la nouvelle doctrine, auraient enrichi la médecine italienne. Le docteur Pisani ne publia point, que je sache, d'autre ouvrage que celui sur la dyssenterie. Mais que ce travail est précieux! que

de principes il renferme d'une juste pathologie et d'une bonne pratique, principes déduits des faits, qui sont applicables à beaucoup d'autres maladies, et contribuent à l'établissement de la nouvelle doctrine ! — Quant au professeur Gelmetti, j'aurais trop de choses à dire de cet excellent ami, dont Mantoue sentira longtemps la perte. Le crédit extraordinaire dont il jouissait, au point qu'on venait le consulter en foule de toutes les villes voisines, atteste ses profondes connaissances médicales, et l'heureux succès de sa méthode de traitement, succès qu'il obtenait au moyen des remèdes contre-stimulans. On peut facilement juger de la haute estime qu'on avait de son mérite en lisant son éloge publié par son savant successeur, également mon ami, le professeur Tinelli, médecin clinique dans l'hôpital de Mantoue. Mais pour faire connaître toute la finesse des vues du professeur Gelmetti, je rapporterai l'article d'un écrit de sa propre main que je conserve, dans lequel il indiquait, il y a déjà dix ans, sa manière de penser. « Le résultat de l'action des stimulans appliqués à la fibre, et de la réaction de cette dernière, est ce qui constitue la vie organique; en conséquence, on peut dire que c'est un état de violence continuelle qui tendrait trop tôt à détruire l'organisme, si d'autres agens ne s'opposaient à cette violence et n'en diminuaient les effets. Ces agens sont précisément ceux qui, ou abaissent directement l'excitabilité, ou diminuent la force des stimulans, et qu'on nomme *contre-stimulans* ou *contre-exclians*. On pourrait d'après cela

*

définir la vie, un état de violence continuelle produite par l'excitation du solide animé, modérée par l'application continuelle des puissances contre-stimulantes.—On peut en concevoir un exemple matériel dans le ressort d'une montre, dont l'élasticité, réglée par le mécanisme connu, produit un mouvement renfermé dans les limites nécessaires pour désigner une mesure donnée du temps. — Lorsque l'excitation du solide vivant est en équilibre avec le *contre-stimulus*, on a l'état de santé qu'on pourrait définir ainsi.— Un état du corps vivant dans lequel l'action des puissances stimulantes est convenablement balancée par celle des puissances opposées. — Cet état suppose néanmoins toujours, l'intégrité des parties solides qui constituent l'organisme, et la présence tant des puissances *stimulantes* que des *contre-stimulantes* dans une quantité et dans une proportion convenables. Car si l'organisation est altérée, ou si la quantité des stimulans ou des contre-stimulans est excédante : on n'est pas dans la proportion requise pour qu'il y ait un antagonisme convenable, on aura aussitôt des maladies, organiques dans le premier cas, dans lesecond des maladies d'excitation excédante curables, avec les contre-stimulans, et dans le troisième des maladies d'excitation défective, curables par les remèdes stimulans. »

(45) J'ai beaucoup de preuves très-convaincantes du jugement peu ordinaire du docteur Vincenti, et de la disposition qu'il montrait, il y a déjà neuf ans, à de-

venir un soutien de la nouvelle doctrine. Pour donner un exemple de sa manière de penser, je crois faire
une chose agréable au lecteur, en rapportant ici une
de ses lettres écrite de Milan au docteur Louis But-
turi, savant médecin de Mantoue qui eut la complai-
sance de me la communiquer il y a quelques années.

»Je fréquente avec beaucoup de satisfaction la clinique du célèbre Rasori. Ce n'est plus seulement par
les rapports des autres que je connais sa doctrine et sa
méthode curative; j'ai touché la vérité de mes propres
mains, j'ai vu de mes propres yeux. J'ai vu, au moyen
de doses prodigieuses de tartre stibié, et au moyen de
la digitale, traiter avec succès les inflammations les
plus violentes, que sans l'emploi de ces agens, on n'aurait pu vaincre qu'en répetant douze à quatorze fois la
saignée. Au moyen du nitre à haute dose, de l'extrait
d'aconit et de ciguë, de la myrrhe, du zinc, du magis-
tère de Bismuth, j'ai vu guérir beaucoup de maladies
phlogistiques, contre lesquelles les Browniens auraient
employé l'opium, l'éther et le vin : et Dieu sait avec
quel résultat ! Beaucoup de maladies vénériennes pour
lesquelles il semblait qu'il n'y eût point d'autre remède que le mercure, ont été guéries par la gomme-
gutte avec une facilité et une promptitude étonnantes.
Vous me demandez quel est le véritable *criterium*
pour distinguer la diathèse ; et moi je vous demande
s'il en a jamais existé un seul, d'après lequel on puisse
à priori diriger avec quelque certitude, la méthode de
traitement. Nous avons cependant des lumières qui

nous éclairent dans ces ténèbres : mais, prenez-y bien garde, ces lumières n'éclairent que ceux qui sont capables de voir : et ce sont les vrais médecins : quant à cette multitude qui exerce la médecine, elle ne peut avancer d'un pas à la clarté de ces lumières. Il faut, mon cher ami, parcourir *diurnâ nocturnâque manu* les anciens grands praticiens de notre art : avec de la patience vous trouverez çà et là des perles ; vous pourrez saisir des vérités, que vous aurez le plaisir de vérifier dans votre pratique. En voici un exemple. Vous n'éprouverez certainement aucune incertitude dans le traitement des peripneumonies, de la scarlatine, de la rougeole, etc.; mais vous en éprouverez peut-être dans celui des pétéchiales, parce que vous en aurez vu guérir quelques-unes au moyen des stimulans. Cependant si vous lisez Pierre de Castres dans son célèbre *Traité des fièvres pétéchiales*, vous verrez que, dans la préface même, il dit, après avoir fait l'énumération des différens remèdes qu'il trouva nuisibles ou utiles dans sa pratique, que, *venæ sectio nunquam non profuit*. Laissons donc crier les Brownistes. Je ne veux point leur nier cependant que quelques pétéchiales, mais fort rarement, puissent avoir été guéries par les stimulans ; mais malgré cela je ne me trouve satisfait que de la méthode débilitante dans le traitement de cette maladie. Le tétanos termine généralement par la mort. Même avant Brown on a vanté l'efficacité de l'opium contre cette maladie ; mais en même-temps on vantait aussi les bains avec une solution de potasse, les frictions mercurielles , etc. Quoi qu'il en soit, Bontius dans son ouvrage , *Medicina Indorum* , en traitant du tétanos , maladie endémique dans les Indes , s'exprime ainsi : « Cura in hoc affectu à *copiosâ* sanguinis missione inchoanda est. » Je regarde cela comme une vérité , au moins jusqu'à présent; car j'ai vu que dix malades de tétanos , traités avec les stimulans, sont tous morts; tandis qu'un pauvre pêcheur qu'on saigna *ad abundantiam* , recouvra la santé. Je dois me convaincre tous les jours dans le traitement de la maladie vénérienne , que le vieux Nicolas Messa n'avait pas tort en assurant qu'il avait guéri beaucoup de ces maladies, *cum evacuatione et phlebotomiâ* , etc. Et que sont donc les frictions mercurielles , le lignum sanctum , la salsepareille , etc. , sinon des contre-stimulans ?

(46) Je n'ai pas besoin de parler du professeur Raggi : des centaines de disciples habiles sortis de son école, attestent son profond savoir; et son heureuse pratique est prouvée par le haut crédit dans lequel il a toujours soutenu la chaire célèbre des Tissot, des Borsieri et des Frank. Pour ce qui concerne la nouvelle doctrine , ou au moins les maximes les plus importantes qui la composent , ses écrits , ainsi que sa méthode de traitement (dont j'eus le plaisir d'être témoin , l'année avant celle où on eut le malheur de le perdre), prouvent combien il y était attaché. Si l'on veut connaître , par soi-même , jusqu'à quel point il était déjà persuadé, il y a dix ans, que les maladies de

stimulus sont plus nombreuses que les opposées, et
que la phlogose cachée est la source de ces affections
mêmes qui étaient regardées auparavant, et surtout
par Brown, comme le plus éloignées d'avoir une telle
origine, qu'on lise l'histoire d'un malade de *scelotyrbe*,
traitée en mars 1807, dans sa clinique, au moyen de
la saignée, du nitre, des drastiques, et de la noix
vomique. Cette histoire fut publiée à Paris, par
M. Maccary (Observation sur le Béribéri sthénique),
et causa une grande surprise aux médecins français,
qui croyaient de même que quelques médecins italiens, avant l'époque de la nouvelle doctrine, que les
convulsions, surtout si elles sont chroniques, exigent
un traitement tout autre que le débilitant.

(47) Mon célèbre prédécesseur, le professeur Antoine Testa, qui avait autant de génie que de savoir,
n'aurait point été un des premiers à embrasser la nouvelle doctrine, mais il en serait devenu sans doute un
des plus forts soutiens. Dans un long entretien qu'il
eut avec moi à Parme, quelques mois avant l'époque
de la maladie qui l'enleva à la gloire de cette université, il m'avoua qu'il voyait déjà que les maladies
phlogistiques, ont une grande prépondérance sur les
asthéniques des Browniens, et qu'il lui paraissait que
plusieurs au moins des remèdes regardés comme
contre-stimulans, si non tous, étaient propres en effet
à s'opposer directement au *vis vitæ*, et à diminuer
l'excitation excédante. J'ai pu, par la suite, me per-

suader davàntage de la forte impression , que les nouvelles maximes commençaient à faire sur son esprit,
en examinant quelques histoires de maladies, écrites
sous sa direction , et conservées dans notre institut
clinique.

(48) Le professeur Ignace Colla , était aussi un des
principaux soutiens de l'université de Parme , et sa
perte sera long-temps pleurée par tous ceux qui con-
naissaient , comme moi, son savoir et la sévérité de
son jugement. Quoiqu'il eût d'abord été contraire à
quelques principes de la nouvelle doctrine , et surtout
au contre-stimulus , il commençait cependant à s'en
persuader peu à peu, et déjà il méditait un nouveau
travail sur la matière médicale, qui aurait certainement honoré l'Université et l'Italie. Pour ce qui concerne mon opinion sur l'inflammation, que je regarde
toujours comme identique et comme un processus de
stimulus , il m'assura dans les longs entretiens que
nous eûmes ensemble durant la maladie chronique et
pénible à laquelle il dut succomber, qu'il avait toujours été persuadé de ce principe , et que même à
l'époque du Brownisme , il se gardait bien de pres-
crire les stimulans dans les inflammations lentes que
les Brownistes déclairaient asthéniques ou de faiblesse
indirecte, et qu'il se limitait à les traiter avec le
kermès , avec les apéritifs ou les résolvans des anciens
et avec d'autres remèdes analogues. Mais personne ne
sait mieux combien la manière de voir de ce savant
professeur était juste, et combien il s'approchait tous les

jours davantage des maximes de la nouvelle doctrine, que ses deux savans disciples, son successeur le docteur Jacques Toschi, actuellement professeur de matière médicale à Parme, et le docteur Pasquali, médecin distingué de cette même ville.

FIN.

TABLEAU

DES RÉSULTATS OBTENUS DANS LA CLINIQUE IN-
TERNE DE L'UNIVERSITÉ DE BOLOGNE DURANT
L'ESPACE DE TROIS ANNÉES SCOLAIRES.

———

DISCOURS

PRONONCÉ A L'OUVERTURE DU COURS DE MÉDECINE-PRATIQUE
DE L'ANNÉE SCOLAIRE 1819 — 1820,

PAR LE PROFESSEUR J. TOMMASINI.

« Che la medicina sia stata in tutte le sue epoche
» eguale sempre ne' suoi effetti, è opinione che fa
» gran torto alla filosofia. Se i governi avessero preso
» cura di tener esatti registri della mortalità degli
» ospitali a seconda dei diversi metodi di curare, la
» verità sarebbe emersa da fatti incontrastibili, e
» coll' esperienza alla mano sarebbe stata decisa
» quest' importante quistione. »

Ressi, *Economia della specie umana. Vol. III.*

—

C'est une opinion qui fait grand tort à la philosophie,
de croire que la médecine ait toujours produit les
mêmes résultats à toutes les époques. Si les gouver-
nemens avaient eu soin de tenir des registres bien
exacts de la mortalité qu'offrent les hôpitaux selon
les différentes méthodes de traitement qu'on emploie,
la vérité aurait été prouvée par des faits incontestables, et l'expérience aurait décidé cette importante
question.

Ressi, *Economie de l'espèce humaine. Tom. III.*

TABLEAU

DES RÉSULTATS OBTENUS DANS LA CLINIQUE IN-
TERNE DE L'UNIVERSITÉ DE BOLOGNE DANS
L'ESPACE DE TROIS ANNÉES SCOLAIRES.

LORSQUE, honoré des suffrages et soutenu par
l'amitié de mes illustres collègues, je pris la direction de la clinique médicale dans cette université, je contractai des obligations envers le
Prince, envers l'université et envers moi-même :
voici le moment de m'en acquitter. Car je pense
que, pour les professeurs de clinique, c'est sous
plusieurs rapports une obligation très-grande de
rendre compte de temps en temps à la société et au
gouvernement de la vie des individus qu'on confie
à leurs soins pour servir à l'instruction publique.
Et comme il y aurait peu de bonne foi à dissi-
muler les résultats du traitement, lorsque, malgré
les meilleures intentions possibles, ils ont été peu
favorables; de même, il serait contraire aux progrès de la science et à l'honneur de l'école, de
passer sous silence les succès qui ont sanctionné
les maximes pratiques et la suite d'heureux résultats qui ont servi à dissiper les incertitudes au lit
des malades. Tout médecin honoré et philan-
thrope se fait à soi-même une pareille analyse de

ses propres travaux ; et si quelqu'un , soit par crainte , soit par négligence , se dispense de faire le calcul respectif des morts et des guérisons , il n'en est pas moins persuadé intérieurement du mauvais succès de ses efforts , et doit en outre se reprocher de ne pas en avoir recherché les causes , afin d'améliorer, s'il est possible, la méthode de traitement qu'il a adoptée. Ce *compte rendu* est le sujet que je veux traiter en recommençant mon cours de médecine pratique, que j'ai achevé durant les trois années scolaires précédentes : il se réduit à un tableau des maladies traitées dans la clinique durant cet espace de temps, accompagné des résultats du traitement employé. D'ailleurs, mes chers élèves, ce jour pour moi toujours si agréable , ce jour qui vous rappelle tous autour de moi , exigeait que je traitasse quelque sujet particulier. Et si le tableau que je vais vous présenter offre une proportion satisfaisante de guérisons, j'aurai obtenu le double avantage d'avoir, d'une part, encouragé les jeunes élèves à l'exercice d'un art aussi difficile qu'il est utile à l'humanité , et d'avoir, d'un autre côté, rempli l'attente des élèves plus avancés, en suivant une coutume dont je me suis presque fait une loi volontaire.

1. Il y a, sans doute, divers élémens qui influent sur le bon ou mauvais succès des secours

que l'art administre à un grand nombre de malades, soit dans les familles privées qui ne manquent point des moyens nécessaires, soit dans un
hôpital abondamment pourvu et sagement réglé
et dirigé. Ces élémens ne peuvent point se rapporter tous à la méthode thérapeutique ou aux maximes
pathologiques qui la dirigent. Les succès de notre
art dépendent en grande partie, si je ne me
trompe, de ce que j'appelerais volontiers *le moral
de la médecine*. Tous les arts présentent dans
leur pratique un élément de cette nature qui influe sur les bons ou mauvais résultats des opérations, indépendamment de la perfection des principes qui en règlent la marche. Ainsi, dans tel
art, la promptitude et la hardiesse, le courage et
la confiance en ses propres forces sont des élémens indispensables pour obtenir un bon succès ;
tel autre, au contraire, exige de la lenteur, de la
prudence et une réflexion, si non timide, au moins
circonspecte. Ainsi, dans quelques branches des
beaux-arts, une certaine négligence, et même
pour ainsi dire une espèce d'inexactitude donnent
aux productions ce degré de beauté et de perfection, que, dans une autre branche, on ne peut
leur procurer qu'à force de patience, de travail et
de précision. En médecine, c'est sans aucun doute
vers ce dernier genre de perfection plutôt que
vers le premier qu'il faut diriger le moral de l'art ;

car la médecine ne peut inspirer ni une grande hardiesse, ni une confiance aveugle dans l'emploi des moyens qu'elle nous fournit. Ce n'est pas en médecine qu'on peut hasarder certains coups peu calculés, ou qu'on doit les imiter, même après avoir vu d'autres en obtenir d'heureux résultats. Au lit des malades, l'heureux succès des premières tentatives ne doit point nous faire croire d'avoir atteint notre but; et jamais les impulsions du génie ne pourront dispenser un vrai médecin de se livrer à une étude patiente, laborieuse et assidue. Je déclare donc, tant aux étrangers qui pourraient se trouver ici présens, qu'à tous ceux qui désirent de connaître, même de loin, le système et le *moral* de notre clinique, que, dans cette école, de même que parmi mes collègues et parmi les médecins instruits de cette ville, on ignore entièrement ce que c'est que présomption et témérité : que l'on connaît trop bien ici les incertitudes et les bornes de la science, pour ne point connaître de même les forces de l'art et les nôtres; qu'ici l'on démontre d'avance aux jeunes élèves la difficulté du diagnostic essentiel d'un grand nombre de maladies, et la non moindre difficulté d'appliquer aux cas particuliers les principes généraux et les méthodes curatives. Et telles sont malheureusement la composition et la nature de l'organisme et des mouvemens dont l'art

médical a pour but de régler les désordres ; telle
est la difficulté d'apprécier et d'appliquer avec
exactitude l'action des moyens dont nous sommes
obligés de nous servir ; telle est l'influence des
divers tempéramens à en modifier les effets, que
jamais la médecine ne pourra garantir avec une
entière certitude l'heureuse issue d'une maladie.
Je crois même que, dans un grand nombre de cas,
l'on a déjà beaucoup fait, lorsque, par une étude
patiente et non interrompue, on est arrivé à décou-
vrir la marche souvent profonde et secrète d'une
affection interne, et lorsque, sans se lasser jamais d'examiner en tout sens le malade, et en
rectifiant souvent ses premiers jugemens, l'on parvient à arrêter les progrès d'une grave maladie.
Voilà ce qui m'excite à n'omettre ni clarté dans
les expressions, ni sévérité dans les inductions,
ni exemples nombreux pour inspirer cette manière
de voir à mes élèves, et pour modérer la vivacité
d'un âge que la nature a doué également du sentiment des forces physiques, et de courage et de
confiance dans les forces morales. Et ce n'est pas
en vain que je me suis appliqué avec le plus grand
soin à remplir une partie si importante de mes
devoirs : car déjà des jeunes gens de beaucoup de
mérite ont quitté ou sont sur le point de quitter
cette école ; et si leur esprit, leur application et
leur conduite doivent les rendre chers à la so-

ciété, une prudence médicale, pour ainsi dire supérieure à l'âge, les placera à côté des médecins déjà faits, et les rendra dignes de la confiance publique. J'ai voulu faire précéder ici toutes ces réflexions, d'abord, parce que la conduite morale que nous avons adoptée peut avoir eu une grande influence sur les résultats qu'on a obtenus dans cette clinique ; et ensuite, parce que l'honneur de l'université exige que l'on déclare ici qu'on ne pourra jamais adresser ni à cette école, ni à aucun de mes élèves (à moins qu'il ne se soit éloigné des maximes qu'il a apprises ici), certains reproches qu'on a coutume de faire à la médecine moderne. J'entends parler du reproche de hardiesse excessive, que certains écrivains, guidés plutôt par des motifs indirects que par le sentiment de la vérité, adressent indistinctement à tous les partisans de la nouvelle doctrine ; et peut-être y en a-t-il parmi eux, qui, en affectant une répugnance absolue pour tout ce qui est nouveau, espèrent de parvenir ainsi à un but qu'ils ne pourraient atteindre en admettant les maximes déjà presque universellement reçues de la nouvelle pathologie.

2. Le diagnostic, qui est toujours une des parties les plus importantes de la médecine, soit qu'il regarde le fond ou bien le siége des affections internes, n'est pas limité chez nous au simple examen et à la mesure de ce plus ou de ce moins d'ac-

tion, auxquels le réduisait la trop stérile pathologie des Brownistes. Des étrangers de distinction, qui ont plus d'une fois honoré notre clinique de leur présence, ont pu se convaincre que la pathologie moderne, telle que nous l'enseignons, n'est point renfermée dans des bornes si étroites. L'on considère aussi chez nous ces conditions morbides, qui diffèrent non-seulement par le degré, mais aussi par le siége et par la forme, provenant, il est vrai, pour la plupart, d'excès de stimulus, mais qui constituent elles-mêmes un état indépendant de la cause qui les a produites : c'est ce que je tâchai de démontrer dans mes leçons sur la diathèse. Notre doctrine embrasse aussi les formes morbides, elle embrasse les conditions qu'on appelle *pathologiques ;* et de plus, elle emploie les recherches les plus exactes pour mesurer les différens degrés d'affection dynamique, qui, dans une même maladie universelle, nous font distinguer les besoins et le danger d'une partie, de ceux des autres et de tout le système. Elle cherche aussi à reconnaître la marche des processus morbides, et les différences que présentent les symptômes et la physionomie des maladies, selon la différence, les connexions, les relations nerveuses, membraneuses et vasculaires des parties qui sont principalement affectées. En conséquence, elle tient compte des associations et des successions morbides ; elle calcule le risque des transpositions et des métastases, et mesure les conséquences que les altérations des viscères ou des vaisseaux doivent nécessairement produire dans l'élaboration, dans la *crâse*, la circulation, la sécrétion et l'excrétion des liquides. Elle tient donc compte de tous les changemens que l'influence des conditions morbides de l'excitement peut produire dans les liquides et dans les solides, et, en attachant aux uns et aux autres l'idée d'état organique, elle considère les discrasies de même que les altérations organiques, comme des résultats d'un dérangement trop prolongé de l'action vitale ; enfin elle craint fortement les limites qui séparent les affections dynamiques des affections instrumentales, puisque la maladie, dès qu'elle les a franchies, n'est plus sous le pouvoir de l'art médical.

3. Nous n'avons point non plus la prétention ou l'habitude dans les cas difficiles de régler l'application des remèdes, uniquement d'après les maximes pathologiques que la méditation et l'expérience de vingt années nous ont fait admettre. Nous croyons non-seulement très-utile, mais nous regardons même comme précieuse, nécessaire, indispensable, l'étude des anciens praticiens, et surtout de ceux qui ont su tirer des inductions utiles de la marche et de l'issue des maladies, de la nature des remèdes mis en usage, et de

l'observation des cadavres. A chaque page de nos institutions, les anciens sont cités ; dans toutes nos conférences pratiques, nous recommandons aux jeunes gens d'en faire une étude comparée. Et, en effet, n'avons-nous pas sujet de nous tranquilliser et de nous rassurer sur la vérité de la doctrine que nous professons, en trouvant à chaque pas, dans l'étude des classiques, la confirmation des maximes que nous soutenons, et qui, exprimées dans un langage différent, furent, pour ainsi dire, antérieures à l'idée que les faits nous en ont fait concevoir. C'est une satisfaction de voir que les anciennes maximes pratiques se trouvent, dans plusieurs points, en contact avec la plupart des modernes, depuis que le prestige des erreurs intermédiaires a été dissipé. On aurait donc tort de croire que la nouvelle doctrine ne consiste qu'en innovations, et qu'elle tire un voile sur les productions médicales des siècles passés. Car, quoiqu'elle soit nouvelle par rapport à son langage, qui est peut-être plus apte que tout autre à expliquer les faits, plus cohérent et plus simple ; quoiqu'elle soit nouvelle encore, parce qu'elle a détruit quelques erreurs très-graves de Brown, qui dominèrent jusqu'à son apparition, elle n'en est pas moins aussi ancienne que la bonne médecine elle-même, si l'on prend en considération la classe de remèdes qu'on a toujours employés le plus généralement dans le traitement du plus grand nombre des maladies, classe certainement bien différente de celle que tous préféraient plus ou moins depuis les préceptes de Brown.

4. L'étude des anciennes observations examinées dans leur relation avec les faits qu'on observe chaque jour ou avec les préceptes pathologico-pratiques qui en sont le résultat, ainsi que le nombre toujours croissant de connaissances que l'on acquiert, augmentent sans doute la valeur des observations, de même que celle des inductions et des maximes qu'une philosophie plus avancée nous força d'en déduire. Ainsi, les richesses que les anciens nous ont laissées, s'augmentent, par l'influence des lumières qui viennent les éclairer peu à peu; ainsi les recherches modernes rendent plus précieuse qu'elle ne l'était auparavant chaque page des écrits immortels d'Hippocrate, d'Arétée et de Celse; de Sydenham, de Baglivi et de Boerhaave; de Torti, de Morgagni et de Lancisi; de Ramazzini et de Borsieri : et ces écrits sont en effet lus et médités bien davantage par ceux qui soutiennent et qui professent la nouvelle doctrine, qu'ils ne le furent par les partisans superficiels de l'antiquité. Cependant de si grands moyens, augmentés encore par le nombre toujours croissant de bonnes observations, et par les institutions des meilleurs prati-

ciens morts et vivans, ne suffisent pas encore pour nous tranquilliser dans la pratique de notre art. Nous calculons aussi et nous respectons beaucoup un des principaux élémens de l'exercice de l'art, qui consiste dans le *tact pratique* que chacun se forme. Ce tact qu'une longue et infatigable expérience nous procure, qui est le fruit des bons comme des mauvais succès, et qu'on ne parvient à acquérir dans le cours des années qu'à travers les dangers et à force de sueurs, de fatigue et de privations (pour lesquelles la société devrait bien nous savoir gré); ce tact, dis-je, est souvent le seul moyen de reconnaître qu'une affection morbide profonde, équivoque, obscure, a du rapport avec d'autres, qu'elle est du même genre, de même nature, et qu'elle a le même fond : c'est par ce tact seul qu'on peut entrevoir de loin, et prévenir, s'il est possible, ou au moins prédire les progrès et les dangers d'une maladie : c'est le seul moyen par lequel on puisse avec promptitude en fixer le degré et apprécier la valeur, souvent considérable, des symptômes dans le diagnostic du fond morbide; c'est le seul moyen enfin, qui nous fasse juger avec promptitude s'il ne l'a pas fait prévoir, que certains remèdes seront ou ne seront pas tolérés. Et plût à Dieu que ce tact pût s'enseigner comme on enseigne les maximes déduites de l'expérience, et se transmettre du maître

dans les disciples ! Je n'aurais rien plus à cœur
que de faire passer toute entière dans mes chers
élèves, cette manière de sentir et de discerner que
mes sens ont contractée par une longue expérience, et cette perception pratique quelconque
que je possède. Mais si cela n'est pas en mon pouvoir, et si la nature ne permet pas que nous
puissions acquérir certains fruits de l'expérience
autrement que par nous-mêmes, je n'ai pas laissé
cependant de faire sentir au lit des malades, dans
différentes circonstances difficiles, l'importance de
cette science qui ne peut s'enseigner. J'ai eu soin
de faire comprendre aux élèves de cette clinique,
que même avec l'instruction la plus parfaite dans
les préceptes de l'art, et avec la plus grande richesse de connaissances, ce ne sera cependant
que par une longue suite de patientes et minu-
tieuses comparaisons qu'ils pourront acquérir ce
tact précieux. Je leur ai fait sentir aussi, que, tant
qu'on ne le possède pas, il est nécessaire de réflé-
chir d'autant plus mûrement et de se comporter
avec d'autant plus de lenteur et de prudence
lorsqu'il s'agit de décider d'applications importantes et dangereuses.

5. Cependant il ne faut pas confondre cette prudence et cette circonspection, que je ne cesserai
jamais de recommander, avec une méthode insuf-
fisante ; et jamais elles ne pourront justifier une

inaction dangereuse et irraisonnable. C'est avec lenteur et avec réflexion qu'il faut juger des maladies lorsqu'il s'agit d'en reconnaître la nature. Il ne faut décider qu'après un mûr examen entre ce qu'exige la partie principalement attaquée par le feu morbifique, et ce que l'ensemble des forces générales permet ou ne permet point de faire. C'est avec réflexion qu'il faut faire le choix des médicamens propres à détruire, autant qu'il est possible, la condition morbide des parties affectées, suivant la texture particulière, la perception élective, et les fonctions des différens viscères. Il faut examiner mûrement les exceptions que le tempérament ou les habitudes du malade, le climat, le sol, ou quelque caractère particulier d'une épidémie dominante, peuvent exiger de faire à la méthode de traitement la plus raisonnable. Mais lorsque la nature d'une maladie est une fois connue; lorsqu'on a calculé les circonstances qui doivent régler le traitement; lorsque la marche d'une affection morbide est bien constatée par mille faits, par des caractères constans, par une infinité d'histoires médicales et d'ouvertures de cadavres; lorsqu'il n'y a qu'une seule voie pour sortir du péril, et que l'expérience et la raison de l'art ne nous indiquent qu'un seul genre de remèdes capables d'arrêter les progrès d'une grave maladie; alors, la prudence nous force d'être courageux; et il faut, pour sauver le malade, avoir recours sans différer aux moyens les plus actifs de l'art. La nature ou plutôt la machine animale telle qu'elle se trouve constituée et douée des propriétés qui maintiennent la vie ; la nature, dis-je, n'éteindra pas un incendie dont elle laissa se développer les premières étincelles ; ou pour mieux dire, elle n'étouffera pas un feu que, provoquée par des agens morbides externes, elle a elle-même allumé. Il pourra bien arriver que l'économie générale de la vie, et l'état relatif des différentes parties ne permettent point d'employer tous les moyens nécessaires pour détruire totalement la maladie. Le médecin se trouvera souvent dans la pénible alternative ou de laisser une partie en proie à un feu capable de détruire lentement le viscère malade, ou bien de franchir certaines limites, que la vie d'autres parties dangereusement affectées nous commande de respecter. Mais il n'en est pas moins vrai qu'une telle maladie, ou sera incurable, ou ne pourra se guérir que d'une seule manière, par les secours de l'art. Mes élèves pourront à ce sujet, se rappeler toujours que je leur ai souvent fait observer que, malgré la connaissance la plus exacte de la nature des maladies et des moyens propres à les guérir, le médecin se trouve quelquefois au milieu de ces deux périls. Je leur ai fait voir que souvent les conditions où se trouve le général, nous forcent à nous désister des moyens courageux que l'état d'une partie exigerait qu'on employât; et dans ma clinique, j'ai enseigné, autant qu'il me fût possible, à respecter ces dangereuses limites : c'est ce qu'on y a fait quelquefois avec succès dans les cas les plus difficiles. Persuadé de la difficulté de porter un jugement juste dans des momens si terribles, j'ai respecté quelquefois ces limites plus, peut-être, que ne l'eussent fait d'autres qui soutiennent avec moi la même doctrine; car, dans la cruelle alternative de faire, d'un côté ou de l'autre, quelques pas dangereux, chacun de nous, selon sa propre manière de voir, redoute davantage l'un ou l'autre des deux périls. La nouvelle doctrine est donc bien loin d'incliner par elle-même aux abus : il est faux qu'on ne puisse en être défenseur sans employer avec profusion les moyens curatifs, et sans les porter à un degré que les forces vitales ne peuvent supporter.

6. On observe aussi en médecine, que des professeurs, également experts, ont une façon de penser différente pour ce qui regarde l'emploi d'un nombre plus ou moins grand de médicamens dans les maladies. Les uns, contemplant avec admiration la richesse de la matière médicale en médicamens utiles, et espérant d'obtenir des succès plus prompts des drogues nouvelles dont les dé-

couvertes se succèdent rapidement, saisissent avec plaisir la première occasion qui se présente, pour en faire l'essai ; d'autres, au contraire, se contentent d'employer un petit nombre de médicamens, depuis long-temps connus et souvent mis en usage, et ne sont point portés à en essayer de nouveaux. Quant à nous, nous ne pouvons que témoigner notre reconnaissance aux savans qui s'efforcent de tirer des trois règnes de la nature le plus de moyens qu'il est possible de soulager l'humanité ; et si le besoin l'exige, nous ne refusons pas d'expérimenter les remèdes les plus récens : mais cependant nous nous sommes trouvés assez satisfaits d'un petit nombre de médicamens, et nous avons toujours eu plus de confiance, autant que la raison le permet, dans les plus anciens et dans les plus connus. J'ai persisté long-temps, et avec une force proportionnée au besoin, dans l'emploi d'un petit nombre de médicamens, afin de donner à mes élèves une guide plus ferme et appuyée sur des expériences réitérées : et ce ne sera certainement pas à cette école et aux médecins qui en suivent les traces, qu'on pourra reprocher une thérapeutique versatile ou un amour immodéré pour la nouveauté.

7. Si nous n'aimons point à recourir à des armes nouvelles, lorsque les anciennes peuvent suffire pour vaincre les affections morbides les plus re-

belles ; nous n'avons point coutume non plus de mettre en usage des remèdes dangereux, lorsque l'on sait par expérience qu'on peut atteindre le même but, en employant de plus innocens. Il existe, sans aucun doute, des remèdes qui exercent quelquefois leur action si profondément et si secrètement, que, pendant quelque temps, elle semble être nulle ou légère : mais ensuite elle se manifeste improvisément avec une extrême violence et avec plus de force qu'il ne faut, lorsque le médecin n'est presque plus à temps d'y mettre un frein. Notre école a pour maxime de ne point employer de tels remèdes, autant qu'il est possible ; et lorsque, par défaut absolu de meilleurs moyens, on est obligé d'y avoir recours, on ne le fait qu'avec la plus grande circonspection, en calculant tous les effets qu'ils produisent, et en augmentant leur dose avec une prudente gradation. Une telle circonspection a toujours préservé notre école de cette crainte et de ces soupçons de traitement dangereux, par lesquels, quelques écrivains superficiels, qui affectent le zèle de l'humanité, cherchent à combattre la nouvelle doctrine. Artifice misérable et déjà trop rebattu ! Faible accusation contre la matière médicale moderne, que de la traiter de dangereuse et de vénéneuse ! Accusation d'autant plus malicieuse et contraire à toute décence, qu'elle peut plus facilement s'insinuer dans l'esprit du vulgaire et être répétée sans connaissance de cause. Il semblerait presque, d'après eux, que certains médicamens très-actifs, qu'on est quelquefois obligé d'employer (comme l'aconit, la ciguë, le laurier-cerise, la noix vomique, la gomme-gutte); il semblerait, dis-je, que ces médicamens sont des inventions de la nouvelle doctrine, et que de grands praticiens n'en ont point fait usage à des époques bien antérieures. Mais l'antiquité n'a-t-elle pas employé des remèdes, ou également dangereux, ou plus dangereux encore, tels que l'hellébore, l'euphorbe, le stramonium, l'élatérium et le colchique. Les Brownistes (et ce sont en grande partie les adversaires de la nouvelle doctrine) ne prescrivaient-ils point l'opium à doses effrayantes, et le phosphore même intérieurement? Où ces remèdes ne sont-ils point dangereux? N'a-t-on point vu entre les mains de médecins antérieurs à la nouvelle doctrine, des remèdes encore plus mortels et d'une activité bien plus indomptable : comme le saturne employé à l'intérieur, le sublimé corrosif et l'arsénic? Mais un tel reproche qu'on pourrait faire plus justement aux médecins de l'antiquité qu'aux modernes, ne peut s'adresser ni aux uns ni aux autres, depuis qu'un illustre médecin de la France, Boissier de Sauvages et plusieurs autres avant lui, ont démontré, comme la raison l'avait enseigné avant eux, que les bons ou mauvais effets des substances appliquées au corps animal sont relatifs aux besoins qu'il éprouve ; que tout remède, de quelque nature qu'il soit, peut devenir un poison s'il est mal appliqué : et que c'est d'une application exacte et prudente qu'il dépend de rendre salutaires les substances les plus redoutables. Aussi protestons-nous ici solennellement contre un tel reproche et contre des doutes si injurieux à notre art : et nous protestons, tant au nom de tous les vrais praticiens et médecins expérimentés, de quelque opinion qu'ils soient, qu'au nom des partisans des nouvelles maximes. Nous pouvons avec assurance inviter tous ceux qui aiment à faire ou qui ont intérêt de faire des recherches aussi faciles, à lire et à examiner les nombreuses histoires de maladies qu'on a recueillies depuis trois ans dans cette clinique. On y remarquera des malades d'affections graves que nous n'avons pu sauver ; mais on ne pourra y trouver un seul qu'on puisse soupçonner d'avoir été la victime de médicamens dangereux. Dans certains cas, l'on pourra douter si, par l'application courageuse de quelque remède plus actif, on aurait pu obtenir un meilleur succès ; mais le juge le plus sévère ne pourra concevoir le moindre doute sur l'effet de ceux dont on a fait l'application. Peut-être verra-t-on sortir de cette école quelques élèves, qui, soit défaut de talens,

soit défaut d'étude et d'excercice, seront incapables d'agir comme il le faut et autant qu'il le
faut pour vaincre des maladies difficiles; mais je
puis bien garantir qu'il n'en sortira pas un capable
de perdre un malade par l'application imprudente
et mal mesurée de remèdes dangereux, si toutefois les maximes que j'ai enseignées jusqu'ici ne
le furent point inutilement, si les exemples ne
furent point infructueux, et si le ciel permet que
mes fatigues obtiennent l'unique compensation
que je désire.

8. Telles sont les maximes que l'on enseigne
dans cette université; telle est la morale médicale
de notre clinique : et c'est, persuadés de ces mêmes
maximes, que nous avons entrepris l'examen et le
traitement de ce nombre considérable * de ma-

---

* Quelques personnes seront peut-être surprises de ce que l'auteur regarde comme considérable ce nombre de malades ; mais
leur étonnement cessera, si l'on considère que, d'après l'organisation des cliniques d'Italie, le nombre des malades qu'on y admet
est très-petit. La clinique interne de Bologne, qui est ouverte
depuis la fin de novembre jusqu'au commencement de juin, ne
contient que vingt lits, dix pour les hommes et autant pour les
femmes ; et on y envoie du grand hôpital civil les cas les plus
graves et les plus intéressans pour l'instruction qui se présentent.
Le nombre de quatre cent cinquante-trois malades, traités dans
l'espace de trois années scolaires, ne laisse donc pas d'être considérable, en proportion du nombre de lits que la clinique contient, et du temps qu'elle reste ouverte.

ladies, dont nous croyons devoir rendre compte aujourd'hui. Quatre cent quarante-trois malades furent admis au traitement dans les salles de clinique interne de l'hôpital clinique durant les trois années scolaires qui viennent de s'écouler ; et les trois quarts au moins de ce nombre étaient affectés de maladies dangereuses, soit par leur caractère, soit par leur intensité, soit à cause de la partie qu'elles occupaient : et exigèrent par conséquent beaucoup d'étude et un traitement très-actif. Les maladies les moins graves que présente notre tableau, et que l'on a dû recevoir pour suivre la gradation nécessaire à un enseignement clinique furent trente-cinq fièvres, tant synoques que catarrhales, quarante-cinq fièvres intermittentes, et onze affections, ou douloureuses, ou convulsives, ou superficiellement fébriles et d'origine manifestement irritative. Ces dernières, qui furent toutes guéries par l'expulsion ou la destruction de ce qui tourmentait quelque partie sensible du corps, convainquirent l'école de l'existence de ce genre bien caractérisé de maladies qui sont entièrement sous le pouvoir de l'art, quand l'expulsion ou la destruction indispensables des substances irritantes peuvent s'effectuer. Elle dut se convaincre en même temps qu'une maladie très-simple, et absolument sans diathèse, peut avoir des apparences souvent effrayantes, et prendre l'aspect d'une affection très-grave. Mais la rareté de ces cas dut faire comprendre aussi que l'impression primitive d'une substance irritante, pour peu qu'elle soit pénétrante, et pour peu qu'elle continue à tourmenter le système, est bientôt suivie de *processus* particuliers, qui, par leur nature, constituent une affection diathésique, et rendent la maladie indépendante de la première cause ; de sorte qu'elle n'est plus curable alors par la seule soustraction de cette cause même.—Les malades de fièvres périodiques intermittentes furent tous renvoyés en pleine santé au sein de leur famille, quoique dans plusieurs d'entre eux nous ayions eu à combattre long-temps et toujours avec la méthode déprimante (appelée *résolvante* par les anciens) une condition phlogistique-lente du système hépatique ou splénique, et quoique ces conditions, qui sont souvent comme le premier chaînon ou l'aliment secret d'un périodicité morbide toujours renaissante, nous aient souvent forcés de suspendre l'admirable secours de l'écorce du Pérou.—Enfin nous n'eûmes de même à regretter aucun des malades de synoque ou de fièvre catarrhale : cependant plusieurs de ces fièvres se présentèrent avec des symptômes menaçans, et quelques unes étaient accompagnées de phénomènes tels qu'ils auraient fait hésiter, dans l'emploi des remèdes déprimans, quiconque eût été moins persuadé d'une vérité qui me semble tous les jours plus démontrée, savoir que les fièvres *synocha, synochus* et *typhus* sont des grades et des modes différens d'une même condition morbide, et que c'est souvent la mauvaise méthode curative qui convertit en grave typhus la synoque la plus légère.

Lorsque je me rappelle actuellement qu'à une époque déjà ancienne, celle de mes premières études médicales dans ma patrie, les *synochus* graves et les typhus étaient, indépendamment des épidémies contagieuses, infiniment plus nombreux qu'ils ne le sont aujourd'hui, je ne puis m'empêcher de soupçonner fortement qu'une telle fréquence provînt en grande partie de la méthode curative; et que de simples synoques fussent transformées en maladies plus graves par l'usage des remèdes excitans, auxquels on avait recours dès que la durée de la fièvre ou quelque symptôme nerveux inspiraient le soupçon de transmutation de diathèse, ou de l'existence d'une diathèse opposée. Et quelle n'était pas à cette époque l'influence qu'avaient les apparences symptomatiques pour faire placer une maladie parmi celles d'une diathèse plutôt que parmi celle de l'autre? que de victimes ne coûta pas à l'humanité de regarder la faiblesse physiologique comme la mesure du défaut de stimulus, et de la croire par conséquent curable exclusivement par l'emploi des plus forts stimulans? Combien la médecine ne s'était-elle pas éloignée, sous l'empire de la faiblesse indirecte, des préceptes que les plus grands praticiens de l'antiquité nous avaient dictés relativement au traitement des synochus graves, des fièvres nerveuses, des pétéchiales, ou des typhus quel que soit le nom qu'on veuille leur donner? mais ce n'est pas ici le lieu de traiter un sujet dont j'ai d'ailleurs parlé au long dans plusieurs endroits. C'est un fait néanmoins, qu'à l'époque du brownisme, durant laquelle on faisait un si grand usage des remèdes excitans dans les fièvres continues, les fièvres nerveuses ou typhus étaient non-seulement plus fréquentes, mais de plus elles offraient une mortalité excessivement grande, puisqu'elle ne fut jamais moindre de dix-huit ou vingt pour cent. Il est démontré au contraire, par les ouvrages publiés dans ces dernières années et par tous ceux qui nous parviennent tous les jours des différentes villes d'Italie, ainsi que par une quantité de lettres de plusieurs praticiens consommés (lettres que nous sommes autorisés à publier et que nous publierons en temps et lieu), il est démontré, dis-je, que la mortalité de ces fièvres, depuis qu'on les traite avec la méthode antiphlogistique, est considérablement diminuée. Et un fait qu'il importe particulièrement de rappeler aujourd'hui, c'est que sur cinquante-sept malades de fièvres nerveuses, traités dans cet hospice clinique durant les trois années scolaires précédentes, il n'en est mort que quatre; ce qui exprime une mortalité moindre de huit pour cent.

10. Les inflammations aiguës occupent une autre partie très-importante de notre tableau; et comme ce sont les maladies les plus fréquentes dans ce climat, surtout durant les mois destinés à l'enseignement clinique, elles forment à peu près la moitié de celles qui sont traitées dans l'établissement. Si l'on excepte quelques exanthèmes aigus, que je regarde, quelle que soit leur forme particulière, comme autant de phlogoses du système cutané et du vasculaire; si l'on excepte encore quelques ophthalmites, un petit nombre d'otites et d'angines, toutes les autres furent des inflammations des viscères intérieurs, auxquelles il faut ajouter un petit nombre de graves rhumatismes et d'arthritis. Cependant parmi les maladies phlogistiques aiguës, les plus fréquentes furent les inflammations de poitrine qui non-seulement ont toujours été en grand nombre, mais ont présenté aussi des modifications et des complications diverses, et la violence de la plupart d'entre elles a continuellement fixé l'attention de l'école, et nous a souvent causé de graves inquiétudes. On ne perdit que quatorze malades sur cent quinze pneumoniques traités en clinique et reçus pour la plupart

dans la quatrième ou cinquième journée de maladie, comme il arrive ordinairement des pauvres
ou des gens de campagne qu'on porte aux hôpitaux. Sur deux cent neuf inflammations aiguës,
prises en général on n'a eu que le dix pour cent
de mortalité.

11. Il ne faut pas croire cependant que dans
toutes les graves pneumonites on ait dû pratiquer
un tel nombre de saignées, et extraire une quantité de sang assez grande pour causer de l'étonnement ou inspirer de la crainte aux médecins mo-
dérés. Il y a des cas sans doute et il s'en est présenté aux médecins de tous les temps, dans lesquels l'opiniâtreté ou le renouvellement du processus phlogistique, dans des tempéramens doués
d'ailleurs d'une heureuse *latitude* de forces phy-
siologiques et dans lesquels le *permettant*, comme
le disaient les anciens, s'accorde avec *l'indicant*;
il y a des cas, dis-je, dans lesquels il est nécessaire
de répéter (et il est permis de le faire) les soustractions de sang avec une constance égale à la ténacité et à la force de l'inflammation. Mais, en
général, je n'ai point coutume de faire un nombre
extraordinaire de saignées, d'abord parce qu'il y a,
à ce que je pense, certaines limites qui varient suivant les constitutions, au-delà desquelles il peut
encore être nécessaire ou utile d'employer des remèdes contre-stimulans, quoiqu'il n'en soit pas

de même de la saignée : ensuite parce que je retire un trop grand secours du tartre stibré à doses
actives, du kermès, du nitre, de la scille, de l'a-
cétite de potasse et de l'eau cohobée de laurier-
cerise. J'ai appris avec satisfaction que même dans
la célèbre clinique de Padoue, mon illustre collègue le professeur Brera fait, de cette dernière ou
plutôt de son élément actif, l'acide prussique, un
usage abondant contre les inflammations. Ce
professeur ne prescrirait point l'acide prussique
dans les maladies inflammatoires, s'il le croyait
doué d'action stimulante, car il craindroit avec
raison qu'il n'augmentât le feu de l'inflammation
et la maladie. Il n'en ferait point usage dans ces
cas, s'il le regardait comme un irritant ou un
contre-irritant; car dans les inflammations de
gorge et de poitrine, occasionnées par l'abus des
stimulans, il n'existe point, ce me semble, aucune condition irritative à enlever, à troubler, à
pervertir : il n'existe pas de principe irritant
qu'on doive neutraliser ou rendre inactif en produisant un changement de mixtures ou de combinaisons organiques. Il le prescrit donc comme
un remède capable de *diminuer* ou de *réprimer*
la condition phlogistique, et comme l'acide prussique n'est point un évacuant, il ne reste autre
chose, s'il plaît au ciel, que de le considérer
comme un *correctif* positif du stimulus ou de

l'excitement excédant, c'est-à-dire, comme un agent capable de modérer les effets, ou les conditions morbides qui naissent par l'abus des substances stimulantes; ce qui équivaut à le considérer et à l'employer comme un remède contre-stimulant. Et en effet, l'illustre professeur Brera, quoique placé dans un des postes les plus éminens du royaume Lombard-Vénitien, où l'on prétendait que la doctrine du contre-stimulus était proscrite, reconnaît en effet ce mode d'action de l'acide prussique, de la digitale et d'autres remèdes analogues; action découverte il y a vingt ans par le célèbre Rasori; constatée au moyen de mille preuves par Rasori lui-même, et par Borda dans les hôpitaux de Pavie et de Milan : confirmée ensuite par moi-même, par Ambri et par une foule d'autres médecins italiens. Le professeur Brera n'est pas le seul qui admette la force contre-stimulante de plusieurs médicamens : ce mode d'action fut aussi admis par son illustre prédécesseur le professeur Bondioli, par son illustre collègue Fanzago, par le docteur Gelmetti, heureux et savant praticien, dont Mantoue ressent encore la perte; par le célèbre Raggi qui fit un si grand usage de la noix vomique unie à la saignée dans les inflammations de l'épine dorsale, par le professeur Monteggia, par l'illustre Pisani et par beaucoup d'autres : et aujourd'hui cette action est reconnue par les praticiens les plus experts non-seulement de la Lombardie et de l'Etat vénitien, mais aussi de Bologne, de Modène, de Parme, de Turin, de Gènes, de Pise, de Florence, de Naples et de Rome. Cette faculté de contre-stimuler ou de réprimer positivement le gonflement phlogistique, le stimulus excédant ou la diathèse hypersthénique, comme on voudra l'appeler, est reconnue dans le fait, même par le petit nombre de ceux qui dans leurs discours paraissent contraires à ce principe, si toutefois il se trouve de telles personnes parmi ceux qui se tiennent au courant des progrès de l'art; car c'est là une de ces maximes de la nouvelle doctrine qui ont le plus tôt obtenu un assentiment universel.

12. Il ne faut pas croire cependant, que, si l'on a obtenu le *maximum* possible de guérisons par une méthode curative, fondée plutôt sur l'usage de remèdes *positivement déprimans* que sur d'abondantes soustractions de sang, cela provienne de ce que les maladies inflammatoires, vaincues par cette méthode, fussent des moins graves et des moins dangereuses. Quelques-unes furent au contraire très-graves, et arrivèrent à des extrêmes d'où il est rare que l'on revienne. La convenance de la méthode que nous avons adoptée fut particulièrement prouvée par les malades désignés durant l'année clinique 1816-1817, par les nu-

méros progressifs 42, 54, 59, 75 et 100, sans parler de beaucoup d'autres. Dans Antoine Volta, de Bologne, attaqué d'une violente pneumonite, nous eûmes à combattre une seconde rechute, et, malgré les évacuations, au moyen desquelles on avait vaincu les deux attaques précédentes, l'inflammation se ralluma avec une telle intensité, qu'on crut inévitable la désorganisation du vis-cère. Le kermès à grandes doses, le nitre et la scille épargnèrent les saignées que la détérioration dn général ne nous permettait pas de pousser fort loin, et rétablirent le malade dans une parfaite santé. La pneumonite dont le jeune étudiant Fran-çois Conti fut attaqué durant le cours même d'une fièvre nerveuse très-grave, fixa tellement l'atten-tion de toute l'école et de la ville même, qu'il n'est presque point nécessaire de vous rappeler une des victoires les plus marquées du traitement antiphlogistique actif, continué avec fermeté jus-qu'au dernier instant, et, malgré la présence de symptômes mortels de faiblesse physiologique. Ce malade fut vraiment arraché à un péril imminent, par les saignées pratiquées au moment qu'il se trouvait dans un état tel, qu'il nous eût entraîné, il y a quelques années, à l'emploi des remèdes stimulans, à une époque où nous n'étions pas en-core persuadés comme nous le sommes actuelle-ment de la nature toujours identique de l'inflammation. —Les saignées, de concert avec des doses généreuses de kermès, arrachèrent de même à un péril extrême Jean Grasselli, (n° 59), attaqué d'une pneumonite qui était déjà au-delà de sa cinquième journée lorsqu'il entra dans l'hôpital. Cette maladie présenta non-seulement tous les caractères de la pneumonite nerveuse ou maligne, mais elle fut accompagnée en outre de respiration fort courte, de râle et d'impossibilité absolue de tousser et de cracher. Lucie Gualandi (n° 75) présenta des symptômes dangereux d'affection nerveuse et d'un profond abattement ; et cependant elle dut sa guérison à la saignée et aux drastiques. Dans le malade de pneumo-hépatite, Joseph Zagnotti (n° 100), la maladie était déjà fort avancée, les forces étaient au comble de la dépression, et l'aspect du malade semblait annoncer une mort prochaine ; cependant il supporta très-bien différentes saignées et un traitement contre-stimulant courageux ; et ce furent ces moyens qui le rétablirent. Cet homme ayant fait une rechute, on crut la mort tellement inévitable, que sa guérison est encore citée dans la ville comme un exemple de l'efficacité de la méthode de traitement actuellement en usage : et je suis moi-même encore surpris qu'on soit arrivé à prévenir, par les évacuations et par les préparations antimoniales, la désorganisation de l'organe qui paraissait déjà commencée.

13. L'année scolaire suivante nous offrit de même un grand nombre de cas et de maladies, qui démontrèrent l'utilité d'employer avec constance la méthode déprimante jusqu'aux extrémités et sans y mêler des médicamens contraires, comme tous ceux qui n'admettent pas nos maximes sont portés à le faire, dès qu'il se présente des symptômes de faiblesse physiologique, qui peuvent s'associer avec l'inflammation la plus grave, et qui s'augmentent principalement lorsque la maladie est avancée. Dans le traitement de Joseph Fiorini (année scolaire 1817-1818, n° progressif 76), attaqué de pneumo-trachéite aiguë, ni la longueur de la maladie, ni la perte de la nutrition et des forces, ni la crainte d'une désorganisation déjà effectuée ne purent nous empêcher de continuer avec constance l'administration des remèdes contre-stimulans. Le tartre stibié et le kermès à hautes doses, les boissons antiphlogistiques et les saignées répétées avec patience dissipèrent les moindres traces de la maladie, et parvinrent à empêcher la formation d'une phthisie trachéale qui semblait inévitable. — Rose Sardi, qui fut reçue dans la clinique pour une rechute de pneumonite, avait été guérie en ville, de la première attaque, au moyen de seize ou dix-

sept saignées. Si jamais il y eût un cas où les partisans de la phlogose hyposthénique eussent le droit
de soupçonner l'existence de cette diathèse, ce fut
certainement dans celui-ci, où se réunissaient de
grandes pertes de sang, une longue diète et une détérioration considérable de toute l'économie. Mais
la phlogose tant qu'elle subsiste et toutes les fois
qu'elle se rallume (quel que soit l'état du corps où
ces phénomènes se passent), est toujours, selon moi,
un processus de *stimulus excédant*, au moins dans
les parties qu'elle occupe ; et cette même malade
en offrit à l'école un exemple manifeste ; car ce
fut l'emploi continué des remèdes déprimans,
sans en excepter la saignée, qui la rétablirent pour
la troisième fois dans une parfaite santé. Charles
Vecci (n° 146), entra dans la clinique avec une fièvre quarte qu'il avait déjà depuis trois mois, et il y
fut attaqué en outre d'une pneumonite extrêmement grave et dangereuse. Nous fûmes forcés de
faire à ce malade un nombre de saignées extraordinaire pour nous ; et nous y fûmes contraints
par la présence de certains symptômes qui en
eussent détourné tous ceux qui ne sont pas persuadés autant que nous de la vérité des maximes
que je viens d'indiquer. Dans le cours de la maladie, l'inflammation se propagea par diffusion
du poumon au diaphragme, et le malade fut
surpris de délire, de hoquet et de ris sardonique,

et son pouls qui avait une vitesse et une petitesse
extrêmes, était semblable à celui qu'on observe dans
l'inflammation la plus *nerveuse*, la plus *maligne*
et la plus entièrement *transformée en asthénique*, dans le sens adopté par les partisans de la
transmutation diathésique. Cependant il fallut répéter dix-huit fois la saignée dans le cours de cette
opiniâtre affection ; et ce fut en administrant en
même temps le kermès à très-hautes doses qu'on
put le rendre à sa famille parfaitement guéri, et
plutôt qu'on ne l'avait espéré. — La maladie de
Gertrude Fabbroni (n° 63) offrit aussi à mes
élèves un exemple évident d'une autre vérité
très-importante : savoir, que le synochus grave ou
le typhus, quelque nerveux que soient les phénomènes qui l'accompagnent, est toujours une
maladie qui a pour base l'inflammation ; ce qui
est d'ailleurs prouvé par les résultats bien connus
que l'ouverture des cadavres nous rend manifestes
dans les méninges ou dans quelque portion de
l'enveloppe générale des nerfs. Pour guérir cette
malade affectée de synochus fort grave, il fallut
pratiquer quatorze saignées, et administrer en
même temps différens médicamens, appartenant,
sans aucun doute, à la classe des contre-stimulans
ou déprimans. Ni la seconde ni la troisième période de la maladie ne la firent changer de nature,
comme le pensent quelques étrangers ; et, à l'ap-

parition de symptômes plus nerveux encore, et qu'on prétend être ceux de l'asthénie, on n'eut jamais recours à aucun remède excitant.

14. Enfin, durant la dernière de ces trois années scolaires, celle de 1818-1819, il se présenta de même des maladies inflammatoires d'un grand intérêt, et leur traitement rendit palpable la vérité des maximes que nous soutenons : et j'eus la satisfaction de voir la vérité se manifester dans ces cas mêmes qui embarrassent davantage le praticien, et habituent les jeunes élèves à agir avec fermeté au milieu des plus grands périls. Je citerai quelques-uns des cas nombreux qui réclamèrent toute notre activité, et qui méritèrent particulièrement de fixer l'attention de mes élèves. Anne Fornasari (n° 95) entra dans l'hôpital le onzième jour d'une pneumonite qui n'était devenue fort grave que parce qu'on l'avait jusqu'alors entièrement abandonnée à elle - même. L'âge avancé de la malade, la crainte du passage de l'inflammation à l'asthénie et de la transmutation de la diathèse auraient fait hésiter les défenseurs de l'épuisement brownien dans l'emploi du traitement antiphlogistique, si même ils n'eussent cru devoir recourir à la méthode excitante. Cependant nous ne fûmes effrayés ni par la respiration sonore, ni par la supprésion presque totale de l'expectoration, ni par la petitesse du pouls, ni par l'appa-

reil d'un grave abattement physiologique ; mais ,
fermement persuadés par une infinité d'exemples
et d'ouvertures de cadavres , que la phlogose est
toujours semblable à elle - même , et que tant
qu'elle est curable, elle ne peut l'être que par la
seule méthode antiphlogistique, nous nous gardâ-
mes bien d'exciter les forces : car nous étions trop
certains que les stimulans auraient augmenté l'inflammation, et l'auraient fait passer à des résultats
insanables, si elle n'y était pas encore passée.
D'abord, nous traitâmes cette femme par des
saignées proportionnées à son état; quelques indices d'amélioration nous rendirent plus courageux; on répéta la saignée jusqu'à quatorze fois,
et la guérison fut parfaite. — Lorsque je me rappelle le cas de Louis Fanelli (autre malade de
pneumonite, n° 99), je suis étonné moi-même,
qu'on soit parvenu à le guérir, par la méthode curative que son état nous força de mettre en usage.
Cet homme, âgé de cinquante-un ans, d'une cons-
titution fort délicate, avait été conduit jusqu'aux
dernières extrémités par une pneumonite, qu'on
n'avait pu vaincre que par un grand nombre de
saignées. Durant sa convalescence, il se déclara
une diarrhée, sans douleurs, sans fièvre et sans
tension de l'abdomen. Je pensai que le traitement
antiphlogistique qu'une si grave pneumonite
avait exigé, avait peut-être été trop énergique re-

lativement à l'état et à la susceptibilité de l'estomac et du tube intestinal : et le défaut de symptômes inflammatoires (qui d'ailleurs peuvent man-
quer quelquefois dans les affections phlogistiques
des intestins), me détermina à regarder cette
diarrhée comme hyposthénique, et à la traiter
avec les opiats. Mais la diarrhée continua toujours;
le ventre se tendit un peu; il se développa quelque chaleur à la peau, et le pouls acquit une fréquence fébrile : l'abattement des forces devint plus
considérable; et, ce qui m'inspira le plus de
crainte, c'est que le malade présentait des signes
d'une consomption intestinale incipiente. Les
mauvais effets des stimulans me rappelèrent sur
la voie que j'avais quittée pour les motifs allégués.
Je soupçonnai alors qu'un reste de diffusion phlogistique avait entretenu et entretenait encore cette
diarrhée; et, comme il me restait un léger espoir
que l'organisation était encore intacte, je me déterminai à pratiquer une saignée. On attendit avec
crainte le résultat de cette tentative. Le sang
extrait prouva qu'il existait encore des traces
de phlogose : la saignée produisit un avantage manifeste; et, en continuant avec constance
le traitement antiphlogistique, le malade, à l'é-
tonnement de tout le monde, put quitter l'hôpital en parfaite santé. — Dominique Ferri, attaqué
aussi de pneumonite (n° 125), nous offrit un cas

digne d'être noté, et qui prouva combien la différence des lieux et des viscères où l'inflammation
se transporte, peut influer à changer l'aspect des
symptômes, à empêcher la manifestation des phénomènes phlogistiques, et à donner à la maladie
des apparences opposées et tout-à-fait hyposthéniques. Dans cet individu, l'inflammation du
poumon traitée par la méthode ordinaire, se propagea par diffusion au diaphragme et au foie, et
peut être même à l'enveloppe des nerfs principaux
qui se distribuent aux organes vitaux. C'était un
spectacle terrible que de voir s'associer de bonne
heure aux symptômes de l'affection hépatique,
des sueurs froides au front et le froid des extrémités : des cercles sous les yeux semblaient indiquer une gangrène déjà effectuée ; et les traits du
visage ressemblaient à ceux qui annoncent ordinairement une mort prochaine. Après un long
examen, et dans la persuasion que tout espoir était
perdu, ou que s'il en restait encore, on ne pouvait en avoir que dans une méthode de traitement
capable d'arrêter les progrès d'une inflammation
cachée, j'ordonnai une saignée. Cette soustraction était tellement nécessaire, qu'immédiatement
après, le pouls se releva et l'inflammation se manifesta plus franchement. L'on fut obligé de faire
successivement plusieurs saignées, qui présentèrent chaque fois un sang plus couenneux : et ce

furent ces saignées qui rendirent une santé entière
à ce malade. — Enfin, les vérités pathologiques,
tant de fois répétées, furent également confirmées
par le traitement d'André Soresi (n⁰ 146). Ce
malade avait une violente inflammation du poumon, qui se propagea ensuite par diffusion à l'o-
reille, et qui était accompagnée de phénomènes
très-graves dans le système nerveux. Malgré ces
apparences, on continua avec le meilleur succès
le traitement antiphlogistique : et la saignée, le
nitre, le kermès devinrent *calmans* des convulsions, des douleurs et de la veille, parce que ces
phénomènes dépendaient de l'inflammation et de
la distension phlogistique des nerfs.

15. De tels résultats, obtenus par une méthode
antiphlogistique plus ou moins courageuse, selon
les circonstances, mais toujours uniforme et jamais
contrariée par le traitement des symptômes en
sens inverse, prouvent, si je ne me trompe,
tous les avantages qu'apportent dans la pratique
de l'art et la haute importance qu'ont en médecine les maximes pathologiques qui concernent la
nature, la marche et l'identité diathésique de l'inflammation. Il serait à souhaiter que l'inflammation, quelque grave et profonde qu'elle soit, laissât
toujours intacte la texture des organes ; notre
art, dirigé par la vérité médicale la plus certaine
de toutes, que la phlogose est toujours identique,

parviendrait bien plus souvent au but qu'il se propose. Mais il n'est que trop vrai, dans un grand nombre de cas, que les malades n'invoquent les secours de l'art que lorsque le processus phlogistique a déjà fait trop de progrès, et est déjà au-delà des bornes qui limitent notre pouvoir. C'est ce qui arrive principalement dans les inflammations lentes et chroniques, que les malades supportent et traînent pendant long-temps, sans se douter des désorganisations inévitables auxquelles ils sont exposés ; c'est pour cette raison que la mortalité est toujours plus grande dans ces maladies que dans les autres : aussi dans notre tableau, la ligne des inflammations chroniques, qui comprend différentes phthisies, des travaux profonds de lente suppuration et des hydropysies provenant d'une inflammation chronique, présente une mortalité qui arrive au treize pour cent. L'ouverture des cadavres nous démontre clairement que l'inflammation, quelque obscure et quelque lente qu'elle soit, même quand elle a fait un cours de plusieurs années, ne laisse point de conserver toujours sa nature primitive, et les cadavres dissipèrent le prestige de la phlogose asthénique et la fausse idée de la pouvoir guérir avec des remèdes excitans. Dans des cadavres exténués par une longue consomption, on vit à côté des viscères détruits par une suppuration gangréneuse, le feu phlogistique encore allumé, une vive rougeur des fibres, le gonflement et l'épaississement des membranes, et l'on reconnut la marche récente de la plus active inflammation.

16. Lorsqu'on ouvre les cadavres de personnes qui ont succombé à une lente inflammation, dont on avait difficilement pu reconnaître les caractères au milieu de la détérioration physiologique des fonctions, il est rare que l'on n'ait point à se repentir, si l'on veut être sincère avec soi-même, de ne pas avoir persisté avec assez de fermeté dans le traitement antiphlogistique, et d'avoir quelquefois cédé aux apparences. Je suis d'avis cependant, qu'à force d'étudier et de reconnaître dans les cadavres la nature toujours identique de l'inflammation, nous parviendrons à nous dépouiller peu à peu des craintes que laissèrent en nous les idées pathologiques apprises dans notre première éducation; et que d'autre part un examen plus particulier des phénomènes externes de l'inflammation lente, qui se développe secrètement dans l'intérieur, nous apprendra à la reconnaître au milieu des apparences contraires. Ce fut cette espèce d'étude et d'induction qui me porta à traiter avec la méthode antiphlogistique, Rose Camporesi, affectée de sciatique chronique (n° 51 de la première année), après avoir tenté une méthode opposée, pour laquelle nous nous étions décidés,

à cause du défaut de symptômes inflammatoires, et de l'inutilité des premières tentatives. En effet les préparations antimoniales et l'aconit n'avaient produit aucun avantage; on avait inutilement tenté l'onguent avec le tartre émétique : et la persévérance des douleurs du nerf sciatique, sans aucun symptôme d'inflammation ou de fièvre, nous décida à tenter l'opium. Les douleurs s'assoupirent, mais le sentiment de tension et de pesanteur s'augmenta ainsi que l'immobilité du membre; la peau devint plus sèche et la malade plus inquiète; la force du pouls s'augmenta, sans aucune amélioration proportionnée : je me rappelai alors les vérités exposées plus haut, je me rappelai les dégénérescences produites par une lente inflammation et décrites par Cotunnius, et je me déterminai à faire une saignée. Le sang était manifestement couenneux : on répète la saignée et toujours avec avantage; la peau devint molle; le sentiment de pesanteur et de tension se dissipèrent dans la partie; et, en continuant le traitement déprimant et l'emploi courageux de la gomme-gutte, nous vîmes bientôt la malade parfaitement rétablie. — De même, Thérèse Righi affectée d'hépatite chronique, autrement dite *obstruction du foie*, nous fournit l'occasion de vérifier que la marche lente et l'ancienneté du processus phlogistique ou la détérioration de l'é-

conomie ne changent point la nature de l'inflammation. La saignée, répétée différentes fois dans
l'espace d'un mois, l'application des sang-sues à
l'hypocondre et aux veines hémorrhoïdales, l'u-
sage abondant de l'aloès et des drastiques, rétablirent dans son état naturel un foie menacé depuis plusieurs mois d'une lente désorganisation.
A-t-on jamais, par le passé et avant que l'on
connût les maximes modernes sur l'inflammation,
conseillé l'usage de la saignée pour guérir les vomissemens chroniques et journaliers, qu'on attribue avec raison à un squirrhe qui se forme au py-
lore? Cependant si ce squirrhe, comme il est certain,
est lui-même le produit d'une lente inflammation,
les premiers pas de cette maladie, qui précèdent
l'irréparable désorganisation de la partie, ne peuvent éluder la règle générale, et doivent être curables exclusivement (s'ils le sont encore) par un
traitement antiphlogistique. Ce furent des saignées
réitérées et l'administration alternative des drastiques et du bismuth qui rendirent entièrement
la santé à François Betti (n° 7 de la première
année), depuis long-temps sujet à un vomissement opiniâtre et rebelle, qui avait déjà profondément altéré sa nutrition et ses forces. C'est
aussi le seul traitement déprimant qui est capable
de guérir l'hydropisie, lorsqu'elle est produite
par des conditions lentes-inflammatoires des vis-

cères ou des glandes, ou lorsqu'elle dépend d'une phlogose superficiélle des surfaces sécrétoires; ce qui arrive dans le plus grand nombre de cas. Il s'en est présenté quelques-uns qui nous en ont fourni une preuve inçontestable. Je me contente de rappeler celui de Charles Morelli (n° 64), chez lequel on dissipa par les saignées, les purgatifs et le sulfate de fer, une ascite produite par physconie: et je rappellerai encore celui d'une hydrothorax qui fut traitée chez Louise Castelli (n° 123, troisième année), par les saignées et les préparations antimoniales; quoique la maladie eût eu pour cause, d'après les renseignemens que nous pûmes avoir, la transposition d'un exanthème chronique. Que pourrait-on ajouter encore pour démontrer que l'inflammation, quoique lente et déguisée sous des formes singulières, est toujours une condition de stimulus excédant, si ce n'est le cas suivant de Cécile Romagnoli, (deuxième année, n° 128), que l'on parvint à guérir, à notre grand étonnement, d'une pellagre dans la seconde période, par le moyen de deux saignées et par l'administration de l'acide muriatique et de poudres antimoniales.

17. Mais ne s'est-il donc présenté dans notre clinique aucun exemple d'affections dites asthéniques, c'est-à-dire, de maladies produites et entretenues par défaut de stimulus ou par une dia-

thèse de contre-stimulus ? Il s'en est présenté en effet très-peu ; et la ligne de ces maladies ne forme qu'une très-petite fraction de notre tableau. Mais est-ce notre faute que Brown ait mal à propos déduit le défaut de stimulus et l'indication des remèdes excitans, de la faiblesse physiologique et de la détérioration des forces et des fonctions naturelles ? Pourra-t-on faire quelque reproche à nos inductions, parce que nous démontrons, les faits à la main, qu'au lieu d'une hyposthénie si générale, au lieu de tant de défaut de stimulus, comme Brown le supposait, on trouve que sur cent cadavres, quatre-vingt-quinze au moins présentent des travaux ou des produits, des dégénérescences ou des traces d'une inflammation manifeste ? Est-ce notre faute que Brown ait tiré un voile sur les observations des classiques anciens les plus célèbres, et qu'il ait méprisé les préceptes et la pratique d'Hippocrate et de Celse, de Sydenham, de Boerhaave et de tant d'autres praticiens célèbres, qui traitaient presque toutes les maladies, surtout les fébriles et les inflammatoires, avec les délayans, les résolvans et les antiphlogistiques ? Voudra-t-on faire quelque reproche à la médecine moderne, parce que, pour remettre en vigueur la méthode antiphlogistique de nos pères, elle a dû démontrer la fausseté et le danger de plusieurs maximes de Brown, et, tout en admettant certains principes généraux et sublimes de Brown même, dont l'art a retiré de grands avantages, faire mieux que cet auteur l'application de la théorie aux faits, établir des maximes de pathologie spéciale et de médecine pratique plus conformes à l'observation de tous les siècles, les exprimer avec un langage déduit des faits seuls, et les classifier selon l'esprit de la philosophie actuelle?.... Il ne se présenta dans la clinique que quatre affections véritablement entretenues par défaut de stimulus ou par une condition opposée à la phlogistique : nous les jugeâmes telles d'après les données qui ne manquent point à la nouvelle doctrine, et qui se déduisent de la nature des causes antécédentes, et du défaut des symptômes que nous regardons comme caractéristiques de quelque degré de phlogose. Ce diagnostic fut confirmé par le traitement excitant, c'est-à-dire, par l'usage de remèdes sans aucun doute stimulans; et, quoique ces affections fussent graves, elles furent toutes heureusement guéries par l'emploi de ces moyens.

18. Les autres lignes du tableau n'offrent pas plus d'importance pour ce qui regarde le nombre des malades. Il ne se présenta que quatre affections asthmatiques, et elles furent toutes entièrement dissipées. Sur dix-huit individus affectés de maladies spasmodiques ou convulsives, il n'en périt qu'un seul, affecté de tétanos, produit par

la ligature d'une excroissance à l'anthelix de l'o-
reille gauche. Sur dix-sept malades d'hémorrhagie, on n'en perdit qu'un seul, qui périt d'exténua-
tion; puisque, malgré tous nos efforts, il perdit,
par des épistaxis réitérés, presque autant de sang
que le corps de l'homme en contient en totalité.
On ne trouvera pas étonnant que, sur dix malades
d'hémiplégie ou de paralysie qu'on a pu traiter,
on en ait perdu un, malgré l'administration des
secours les plus indiqués : l'on ne s'étonnera pas
non plus, quoique ce soit douloureux pour l'humanité et humiliant pour l'art, qu'on n'ait pu sauver
aucun malade d'hydrophobie développée. Dans
les deux hydrophobes que l'on traita dans notre
clinique par des moyens différens, la maladie par-
courut rapidement sa marche effrayante. Quoique
ces dernières lignes n'offrent rien de remarquable,
quant aux chiffres qui désignent les guérisons et la
mortalité respective, c'est néanmoins une conso-
lation pour nous, que, même en comprenant dans
le tableau les deux dernières maladies regardées
jusqu'ici comme incurables par les secours de la
médecine, nous n'ayons eu que trente-cinq morts
sur un total de quatre cent cinquante-trois malades traités dans l'hôpital clinique, dans l'espace
de trois années, ce qui revient à une mortalité de
sept trois quarts pour cent. Cette mortalité est
sans doute la moins considérable de celles dont a

rendu compte, ou qu'on a observées dans les meilleurs hôpitaux. Ces heureux résultats sont bien
loin de m'inspirer plus de présomption ou plus de
confiance qu'il n'en faut avoir dans la doctrine ou
dans l'art. Je ne puis jamais oublier l'influence
que peut avoir sur l'issue des maladies cette réunion de combinaisons qui échappent au calcul,
et cet effet de circonstances inévitables auxquelles
on donne le donne le nom de fortune. Cependant
l'on ne peut nier que, pour ce qui regarde le but
de l'art et l'économie publique, ce sont les bons
succès qui fournissent la meilleure preuve de l'u-
tilité d'une doctrine ou d'une méthode de traitement. Qu'il nous soit donc permis de nous féli-
citer de ce que tous les argumens que l'observation et l'expérience fournissent continuellement
pour confirmer encore davantage les nouvelles
maximes, aient acquis encore plus de poids par les
heureux succès obtenus dans cette clinique. Il est
bien raisonnable que j'éprouve de la satisfaction
de ce qu'une jeunesse si nombreuse, animée de
tant de ferveur pour un art bienfaisant, puisse
aller puiser des exemples utiles, un raisonnable
encouragement et des espérances bien fondées,
dans les histoires de maladies de trois années
scolaires, recueillies pour l'utilité commune, et
mises en ordre dans les archives de la clinique,
à la disposition de tous ceux qui voudront les con-

sulter. Et il est bien doux pour moi de pouvoir présenter le meilleur fruit que je puisse retirer de mes fatigues au gouvernement, à l'université et à cette ville illustre, dans laquelle je reçus un si bon accueil, qui m'honora sitôt de sa confiance, et que j'appris aussi bientôt à regarder comme une seconde patrie.

TABLEAU

DES MALADIES TRAITÉES DANS LA CLINIQUE INTERNE DE BOLOGNE,

Durant les trois années scolaires 1816—17, 1817—18, 1818—19.

NATURE DES MALADIES.	NOMBRE des malades.	MORTALITÉ absolue.	MORTALITÉ relative sur cent.
1. Inflammations aiguës, y compris quinze rhumatismes et huit exanthèmes	209	21	10 1/21
2. Inflammations chroniques, y compris treize hydropisies qui dépendaient d'une condition lente phlogistique.	38	5	13 1/6
3. Fièvres synoques et catarrhales.	35	0	0
4. Synochus, fièvres nerveuses ou typhus.	57	4	7 1/57
5. Affections aiguës et graves de défaut de stimulus	4	0	0
6. Fièvres intermittentes simples et compliquées avec physconie.	45	0	0
7. Hémorrhagies	17	1	5 15/17
8. Convulsions en y comprenant deux aliénations de cette nature.	18	1	5 5/9
9. Affections asthmatiques . . .	4	0	0
10. Torpeurs, hémiplégies et apoplexies	10	1	10
11. Affections manifestement irritatives.	10	0	0
12. Hydrophobies.	2	2	100
13. Pellagre.	1	0	0
14. Affections instrumentales. .	3	0	0
Totaux.	453	35	7 3/4 *

* Il faut remarquer que l'on a reçu tous les ans un petit nombre de malades, chez lesquels la désorganisation était déjà si avancée

dans certains viscères, qu'il n'était plus possible de les secourir d'aucune manière. Ces malades étaient affectés soit de consomption ou de phthisie déjà confirmée, soit de pneumonite passée à une fatale dégénérescence, et qui les enleva un ou deux jours après leur entrée à l'hôpital; soit d'extravasation de sang dans le crâne, qui causèrent la mort peu d'heures après la réception. Ces malades forment un total de quinze pour les trois années réunies. On les reçut soit pour l'instruction pathologique, soit à cause des relations qui existent entre notre clinique et l'hôpital de la Madeleine, dans lequel elle est établie, et qui ne permirent point de les renvoyer. Comme l'issue malheureuse de ces maladies était déjà décidée avant leur réception, et qu'elles ne purent plus être soumises au traitement, elles ne doivent point entrer dans ce tableau qui est destiné à présenter la proportion qu'il y a entre les malades traités et leur mortalité respective, et offrir ainsi le résultat de la méthode de traitement que j'ai adoptée.

Les malades dont nous parlons sont désignés par un astérisque dans les trois volumes d'histoires de maladies qui correspondent aux trois dernières années scolaires, et qui se trouvent dans les archives de la Clinique, à la disposition de tous ceux qui voudront les consulter.

La mortalité des malades qu'on admit pour être soumis au traitement, ne va pas au-delà de 7 3/4 pour cent, comme il résulte du tableau ci-joint. Mais quand même à ces malades,

$$N^o \ 453 \ \ldots\ldots \ Morts \ 35,$$

on voulût encore ajouter les incurables

indiqués plus haut...................... 15 15,

on aurait les nombres..................... 468 ..... 50.

Ce qui donnerait une mortalité à peu près de dix pour cent.

FIN.

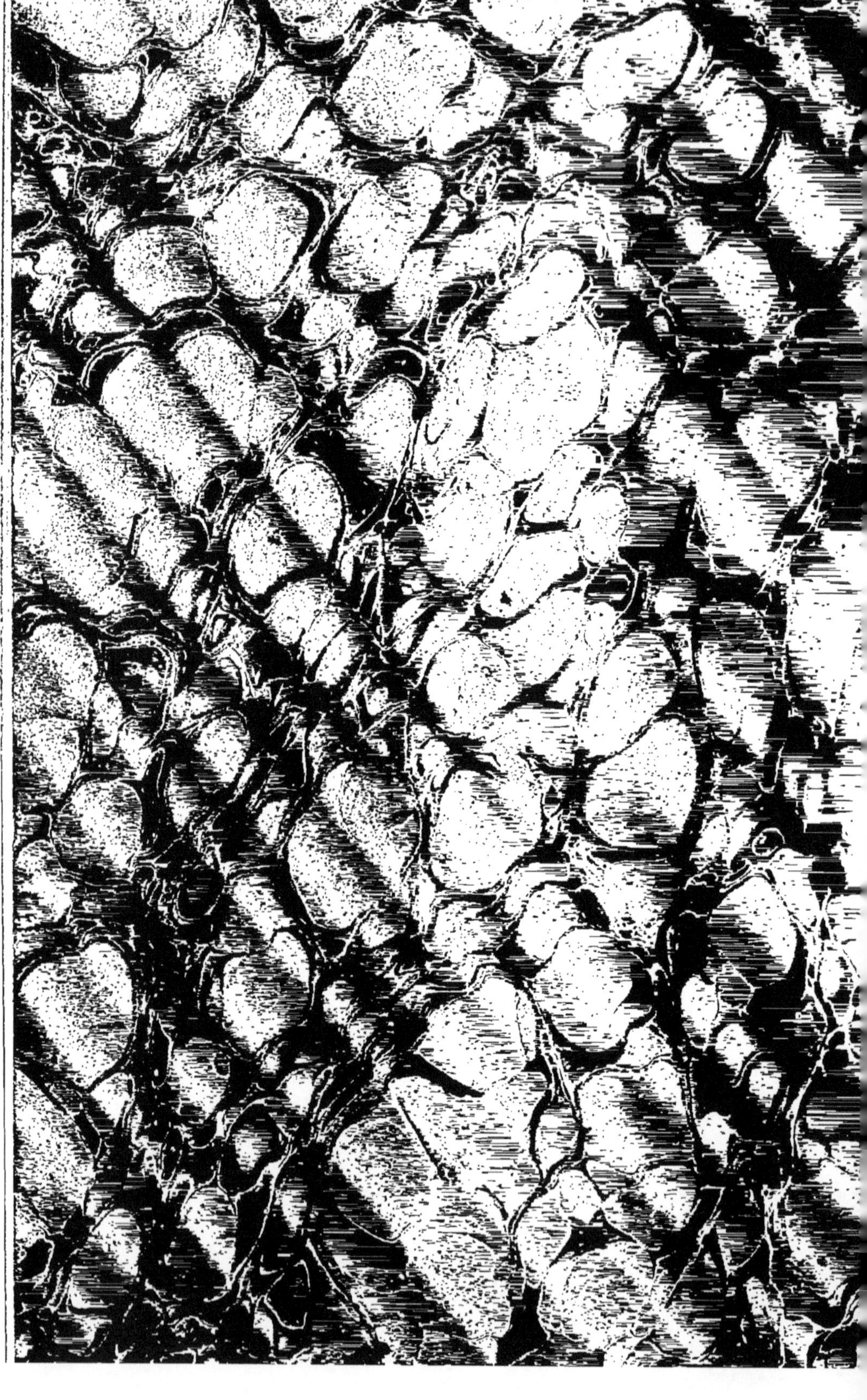

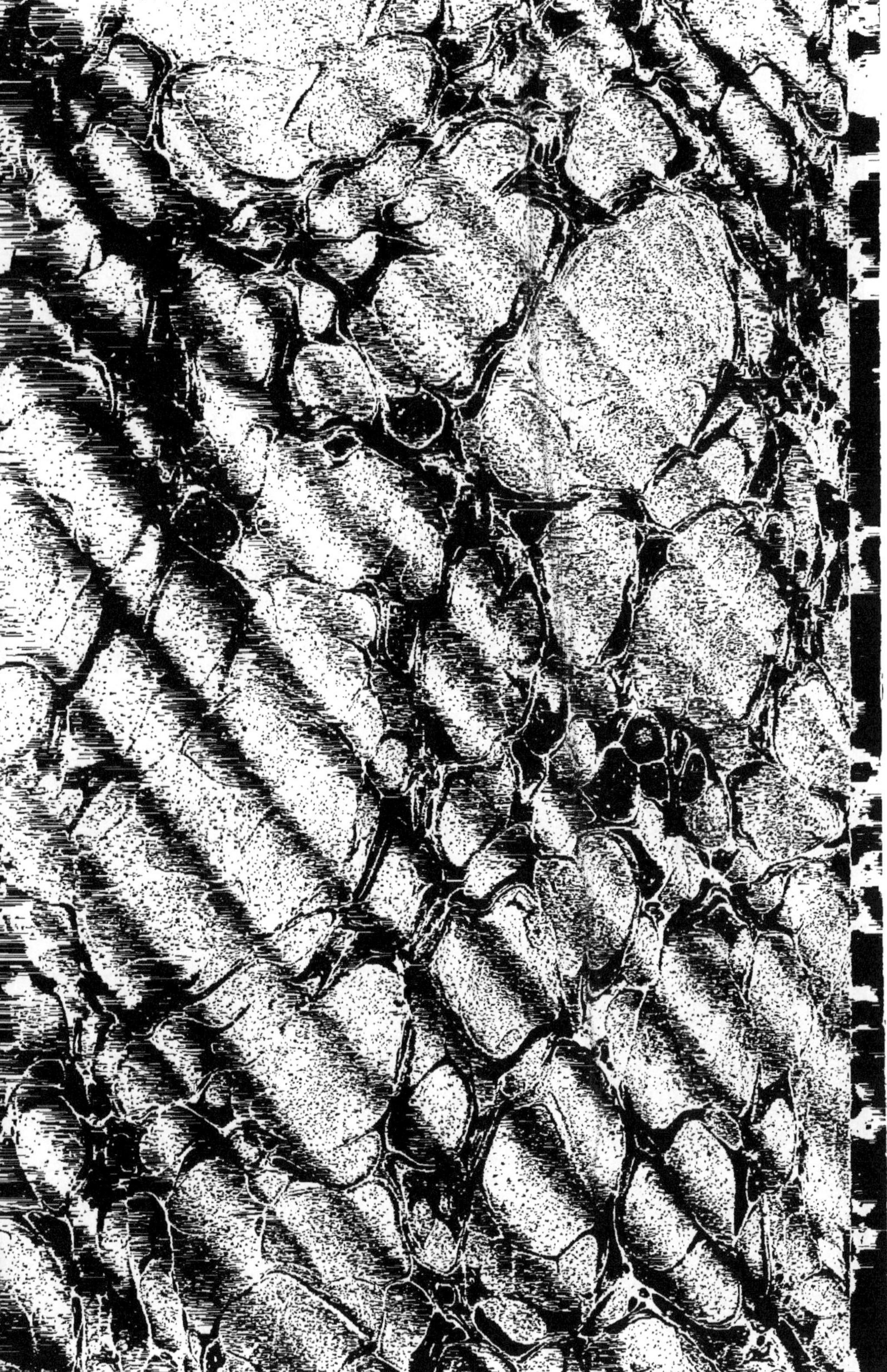

www.ingramcontent.com/pod-product-compliance
Ingram Content Group UK Ltd.
Pitfield, Milton Keynes, MK11 3LW, UK
UKHW021210140726
13695UKWH00002B/445